しつこい首・肩の痛み・コリは手首ほぐしでよくなる

整形外科医・末梢神経外科医
萩原祐介

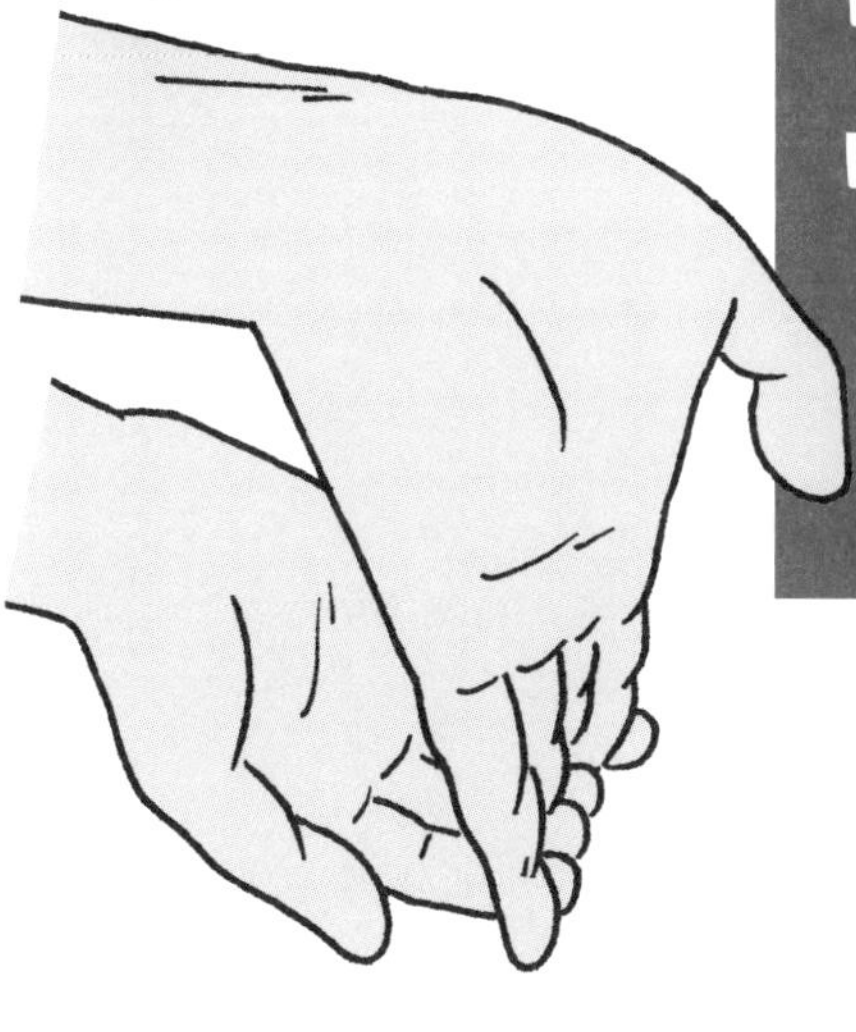

河出書房新社

はじめに

「しつこい首、肩の痛みは手首ほぐしでよくなります」

この本は、首、肩の痛みやコリに悩んでいるみなさんに向けて書いたものです。肩こり、五十肩・四十肩、寝違えなどに悩む人は非常に多いのですが、ほとんどが正確な原因は不明であるため、確たる治療方法がありません。

小さい子どもが、お父さん、お母さんや、おじいさん、おばあさんの肩を叩くのは昔からほほえましい光景です。「ありがとう。楽になったよ」と言ってあげると家庭内は明るくなりますが、残念ながらそれによって肩こりが完治することはありません。首、肩の痛みやコリがつらくても治療方法がないのだから、あきらめるしかありませんでした。

医療にたずさわる人たちさえ、「肩こりや寝違えは筋肉（僧帽筋《そうぼうきん》）のトラブル」とか、「五十肩・四十肩は関節周辺のトラブル」と決めつけて、それを疑おうとしなかったからだと私は思うのです。だから、子どもの肩叩きと大差ない処置しかしてこなかったのだと。

私の主張は、「あなたの首、肩の痛みは、手首に原因がある可能性が高い。もしそうなら、手首の状態をよくすることであなたの首、肩の症状は劇的に改善します」というものです。

「手首と肩に何の関係があるのか」と、思う人がいるかもしれません。

私は、医師として「手の外科」を専門とし、多くの症例に学び、技術を習得してきました。手の外科の世界では、手首の神経に障害があると、症状として肩や首に痛みが出ることがよく知られています（手根管《しゅこんかん》症候群といいます）。

手や腕に通っている末梢神経の障害では、痛みは悪い部分そのものではなく、その部分より体の中心にある別の場所に起こることが多いのです。これはすべての医師が医学書などで学ぶ「末梢神経の常識」です。

首、肩の痛みで悩む人が減らないのは、間違った先入観を医学の世界があらためられず、正しい治療方法を提案してこなかったからだと私は思っています。

本書では、手首が原因となる首、肩の痛みのしくみを解説し、手首ほぐしや腕のストレッチによって、症状を改善する方法をお伝えします。長年にわたって首や肩の痛みやコリに悩み、あきらめていた人たちに読んでいただき、生活の質を改善してほしいと願っています。

医学博士　東邦鎌谷病院整形外科・手外科・末梢神経外科医　萩原祐介

Contents

Part 1 なかなか治らない首や肩の痛み・コリは「手首」が原因だった

Contents

Part 2

実践編

手首ほぐしで首や肩の痛み・コリをスッキリ改善

Part
3
応用編
手首ほぐしの効果をもっと高める運動と生活習慣

Part 4

患者さん実例集

しつこい首や肩の痛み・コリの手首ほぐし改善例

Part 1

なかなか治らない首や肩の痛み・コリは「手首」が原因だった

01 まずはてのひらと手首のセルフチェックをしてみましょう

首、肩の強い痛みやコリがなかなか治らず、病院でも「原因不明」とされてしまった。そんなあなたの痛みやコリは、ひょっとすると手首に原因があるのかもしれません。もし手首が原因だとすれば、症状が改善する可能性があります。

まずは、あなたのてのひらや手首の状態を簡単なセルフチェックで確認してみましょう。とくに難しいことはありません。ただ、できないもの、わからないものがあっても気にせずに、できるものだけやってみてください。

チェックしていく際に重要なのは、「**手首の硬さ**」と「**指や腕のしびれ**」、そして「**左右のてのひらや手首の違い**」です。これらがどうして大切なのかは、このあとしっかりと説明していきます。

それでは、さっそく始めましょう。

じっと手を見る、てのひらを叩いてしびれを見る

左右のてのひらの微妙な違いを観察します。てのひらの下のほう、親指の付け根にあるふっくらとした筋肉の部分に注目。母《ぼ》指《し》球《きゅう》と呼ばれるこの部分をよく見たり、逆の親指の腹で押してみたりして、筋肉が減って痩せていないかをチェックします。ほんのわずかでも母指球が痩せていたら要注意です。

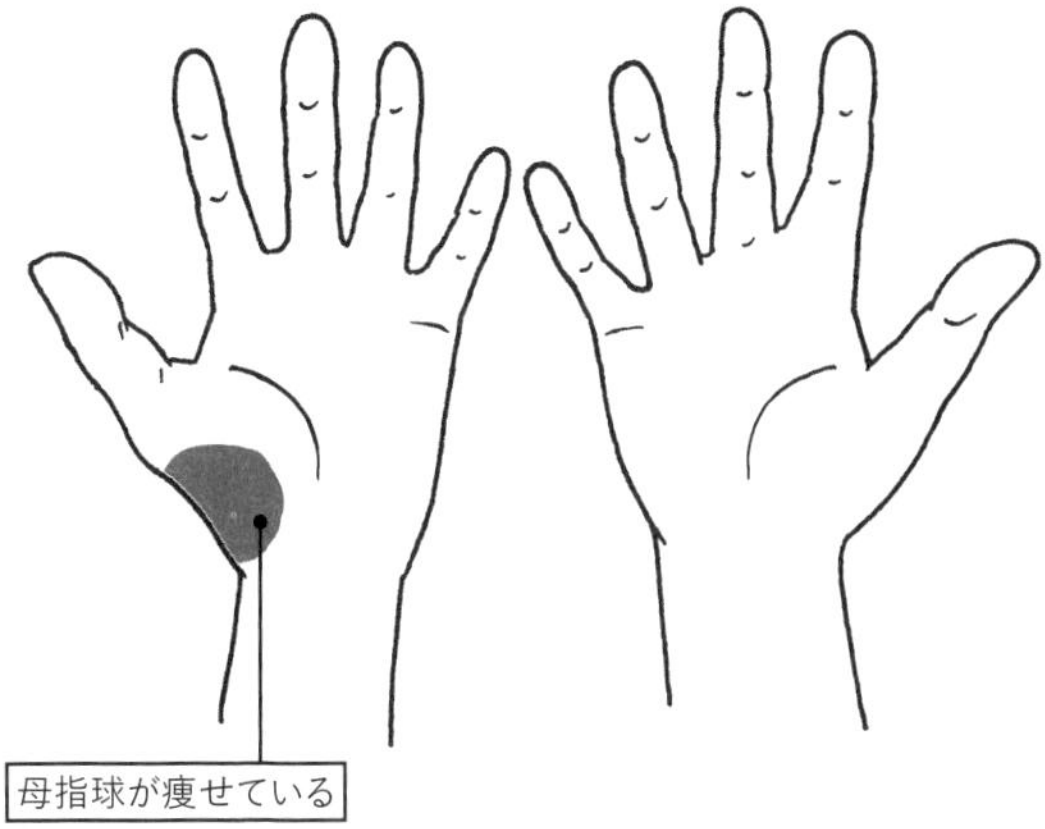

交互に押してみて、筋肉の量や弾力に差があるかどうかを確認します。痩せると張りがなくなり、しわが多く見えることがあります。

てのひらの下のほうを指でトントントンと叩いてみて、人差し指や中指の指先にしびれや痛みが響くかどうかをチェックします。このときピリピリ、じんじんしびれることを「ティネルサイン」といいます。

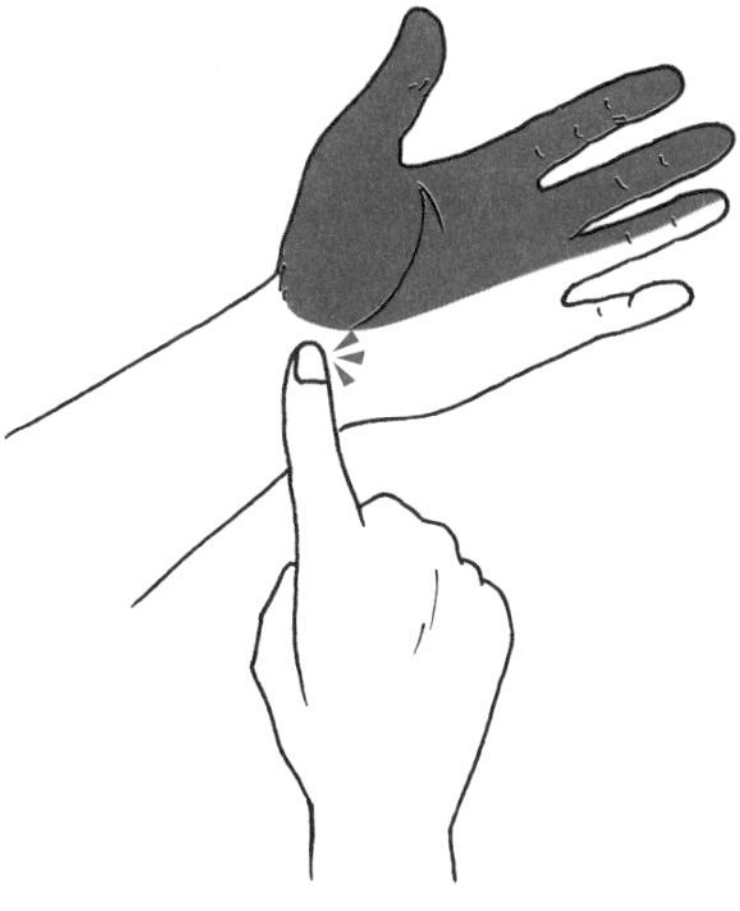

手関節部分を叩いたとき、親指、人差し指、中指がしびれたら要注意。

てのひらを指で押さえて中指を曲げてみる

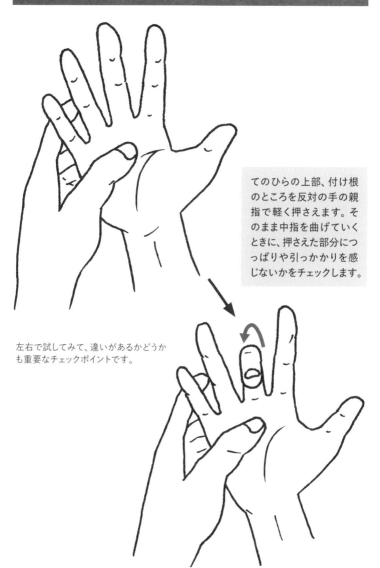

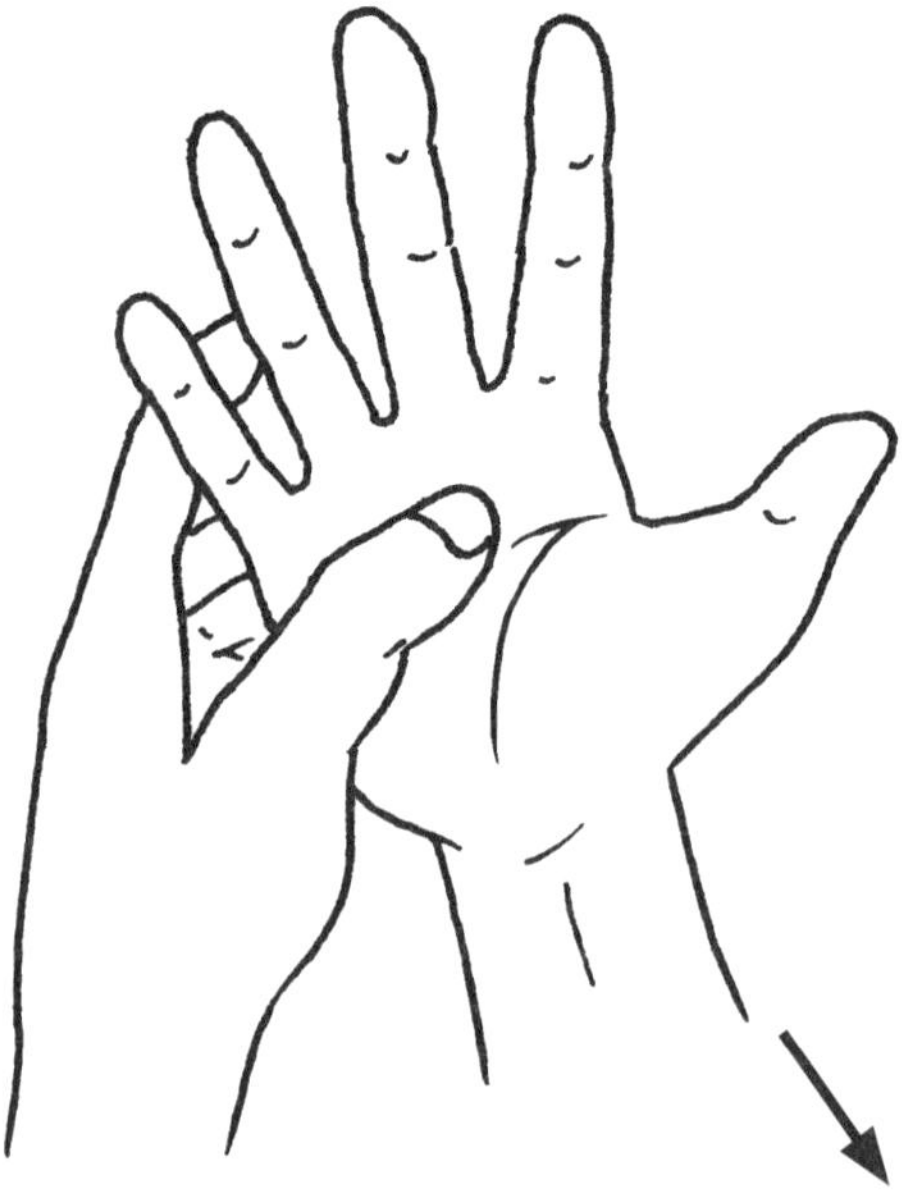

てのひらの上部、付け根のところを反対の手の親指で軽く押さえます。そのまま中指を曲げていくときに、押さえた部分につっぱりや引っかかりを感じないかをチェックします。

左右で試してみて、違いがあるかどうかも重要なチェックポイントです。

テーブルにてのひらを広げる

てのひらを大きく広げてテーブルの上に置きます。このとき、指先までてのひら全体がテーブルにぴったりつくようにします。①どうしても指が浮いてしまう人、②左右に開くとき指先が浮いてしまう人は、手首に問題があるかもしれません。

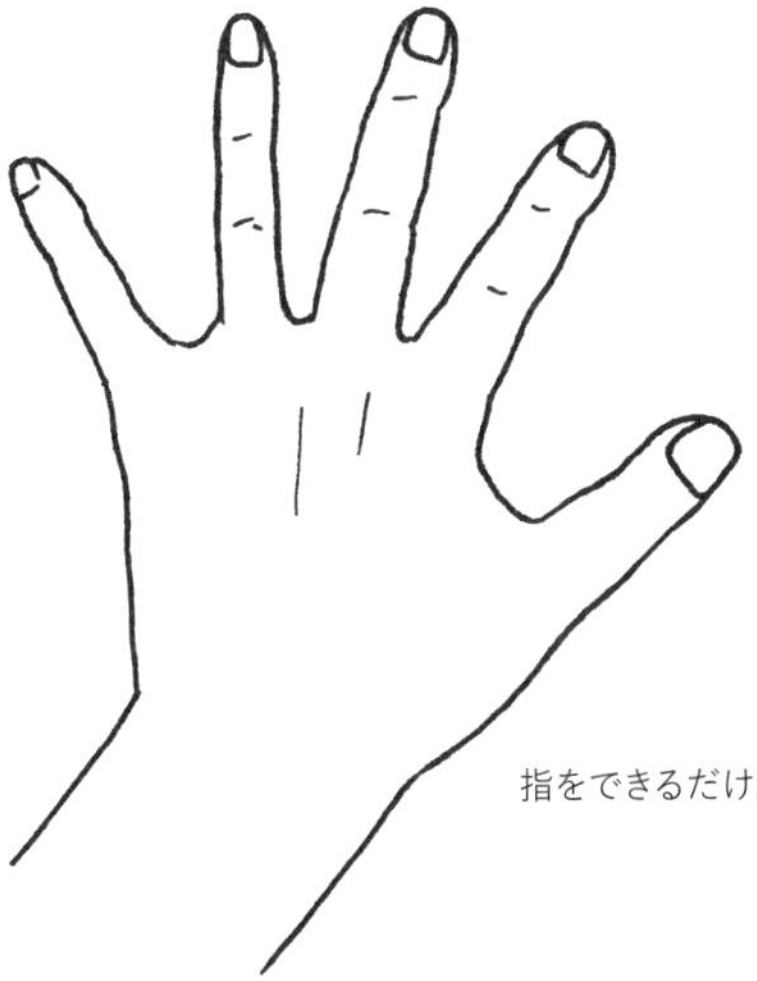

指をできるだけ左右に大きく開きます。

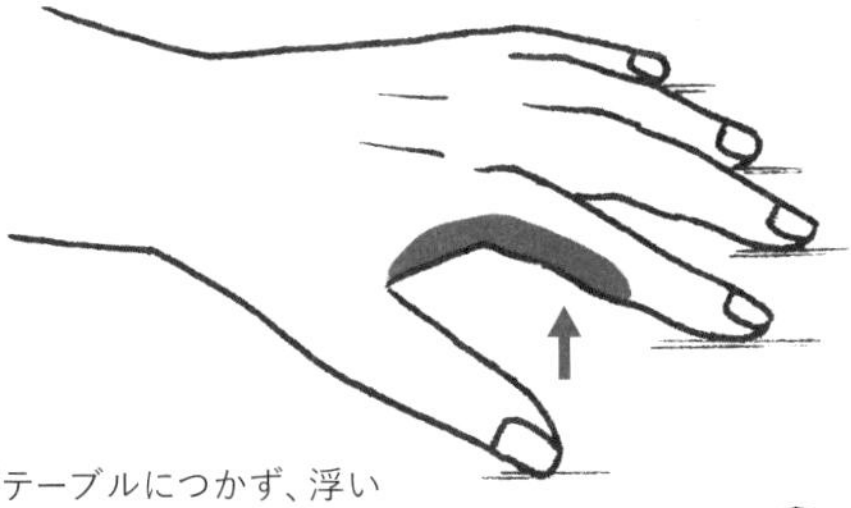

指先がテーブルにつかず、浮いてしまわないかチェックします。

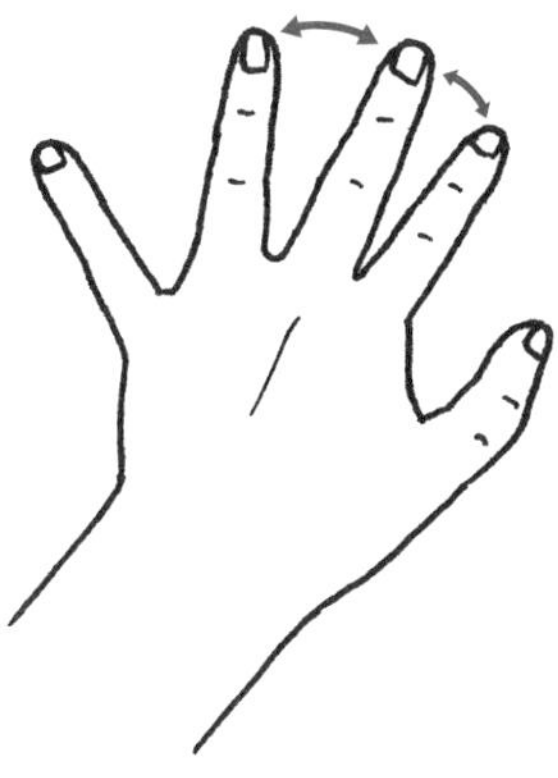

指と指の間が均等に開くかどうかチェックします。

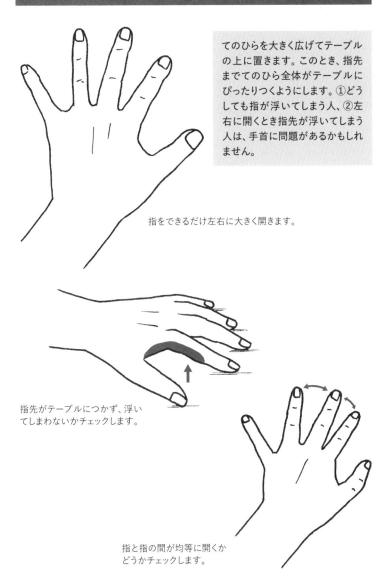

腕を水平まで上げ、てのひらを上に向ける

気をつけの姿勢から、両腕をまっすぐに横に伸ばして、肩の高さで水平になるまで上げます。このとき、てのひらの向きが上になるようにして20秒キープします。

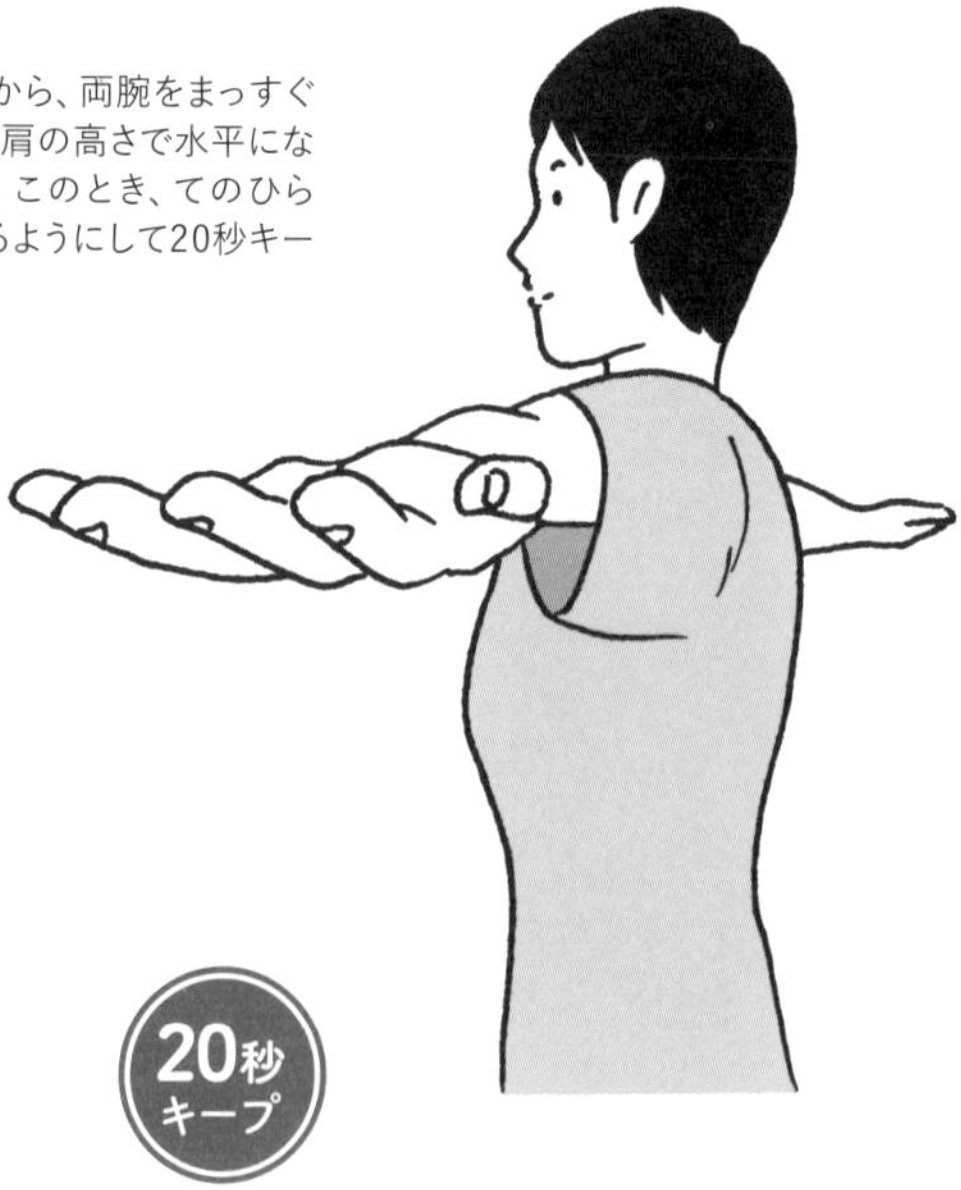

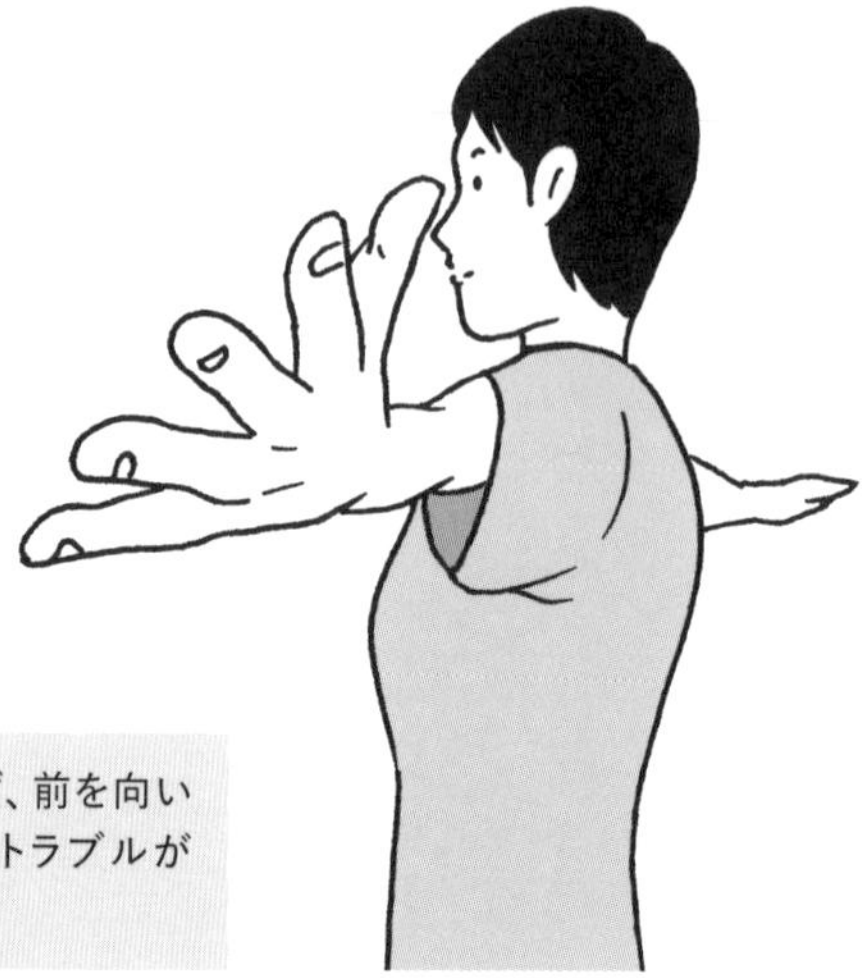

てのひらが上を向かず、前を向いてしまう場合は手首にトラブルが疑われます。

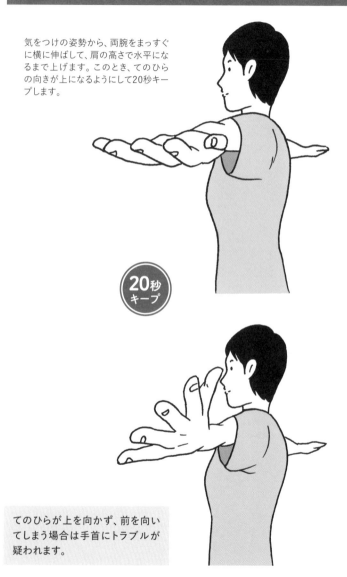

手首のしわのでき方を見る

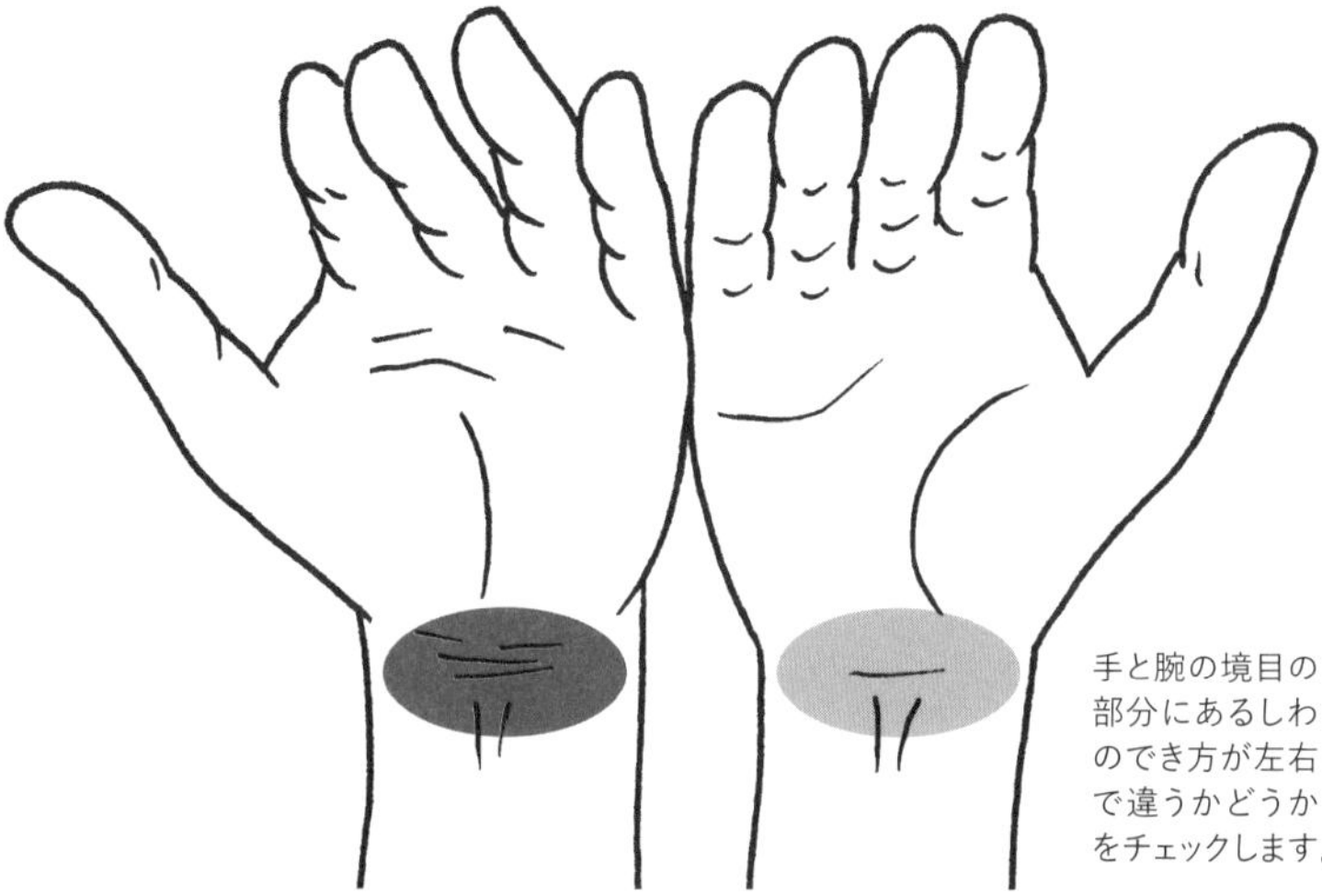

手と腕の境目の部分にあるしわのでき方が左右で違うかどうかをチェックします。

しわの本数が少なく、しわが浅いと手首に腫れがある可能性があります。また、腱《けん》が腫れていると、クッキリ見えないことがありますので、あわせてチェックしましょう。

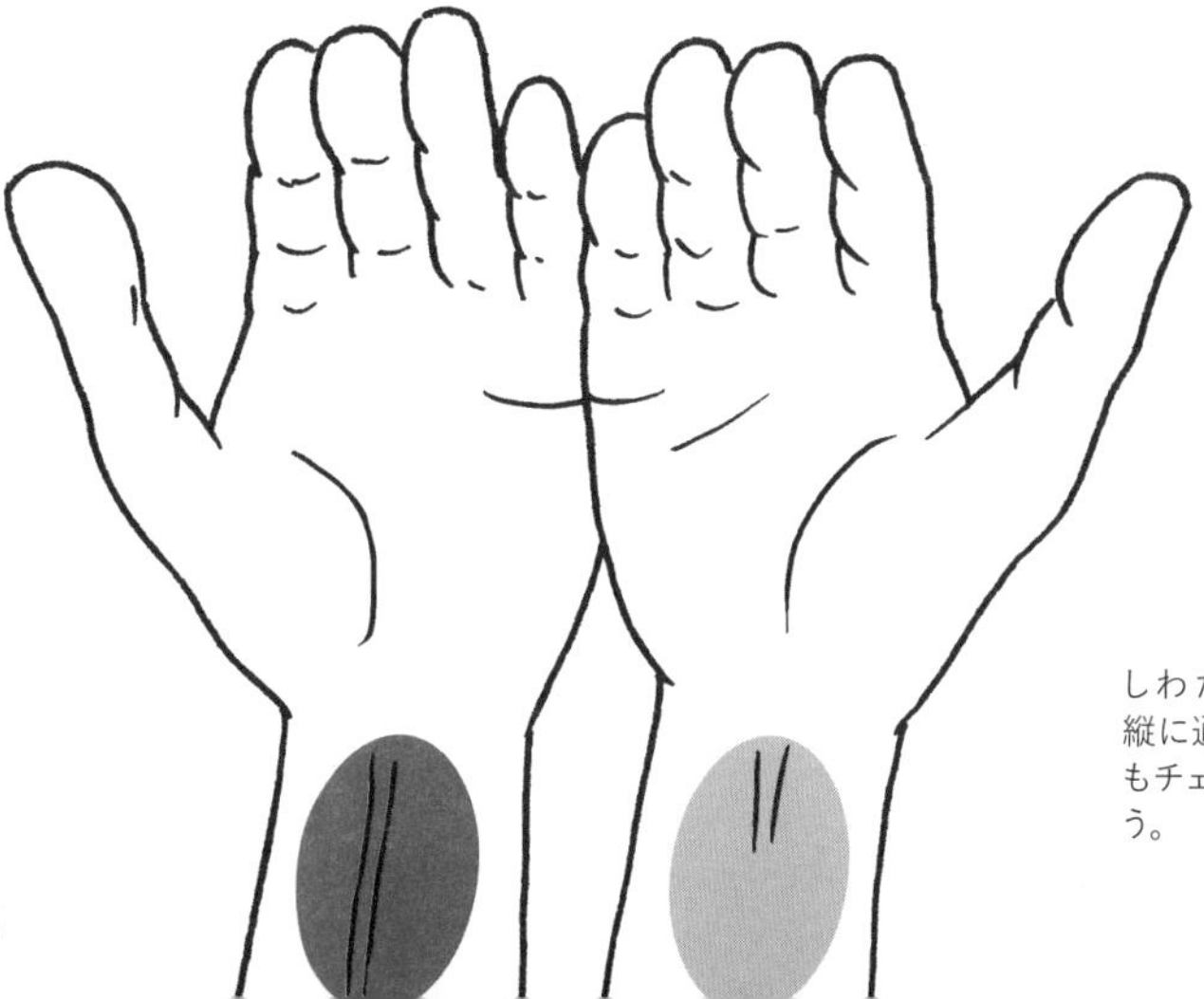

しわだけでなく、縦に通っている腱もチェックしましょう。

腕を前に伸ばして手首を反らせる

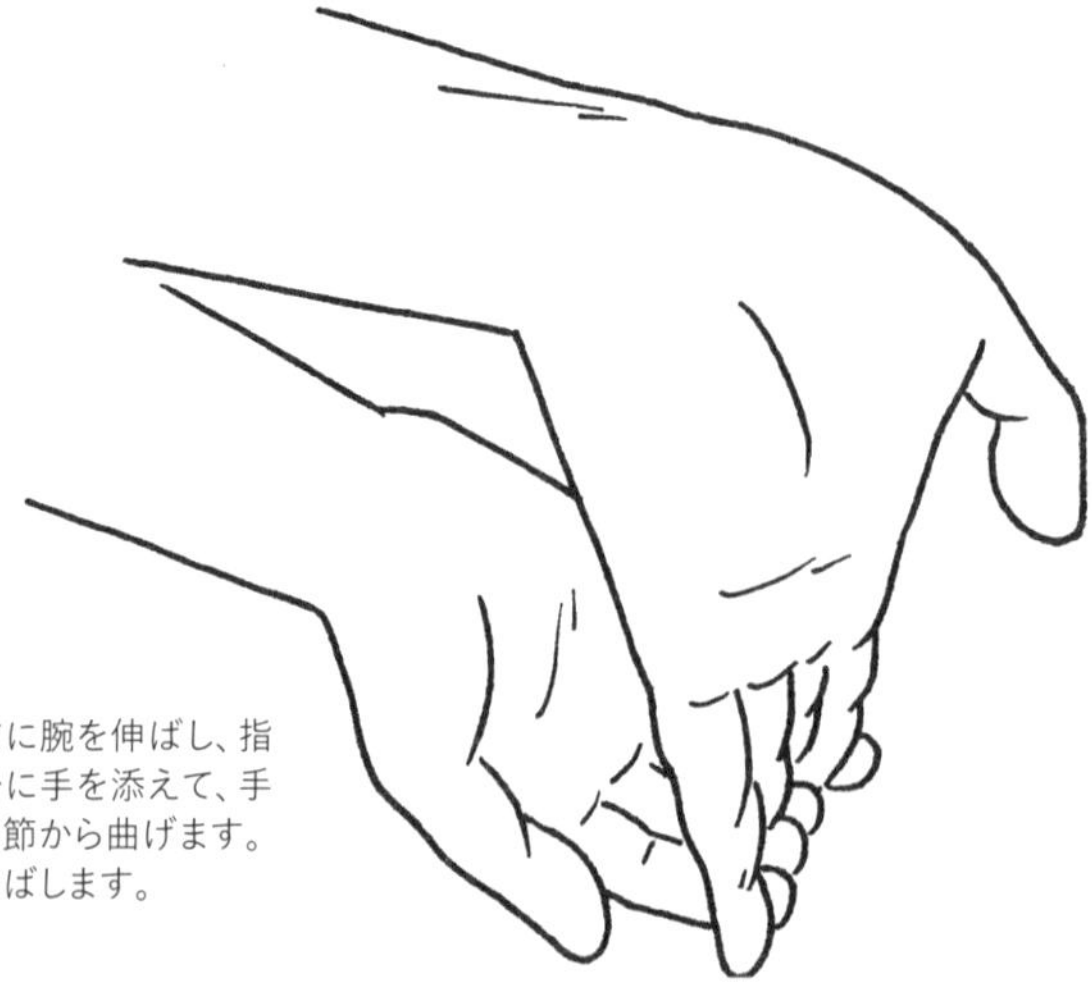

体の前に腕を伸ばし、指の部分に手を添えて、手首の関節から曲げます。肘は伸ばします。

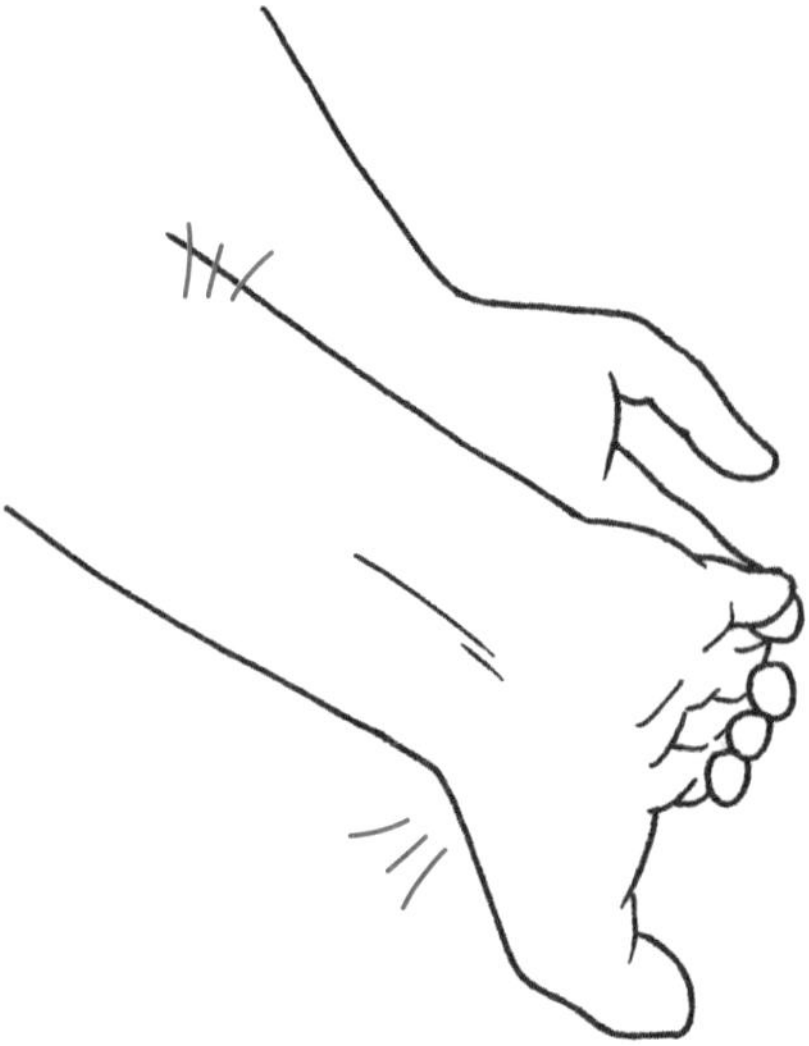

手首や腕、肩など、どこかに痛みが出て反らすことができない場合は、手首に問題があるかもしれません。左右両方の手で試してみましょう。ふだん何も感じなくても、伸ばしてみてはじめて手首のコリを実感できることがあります。

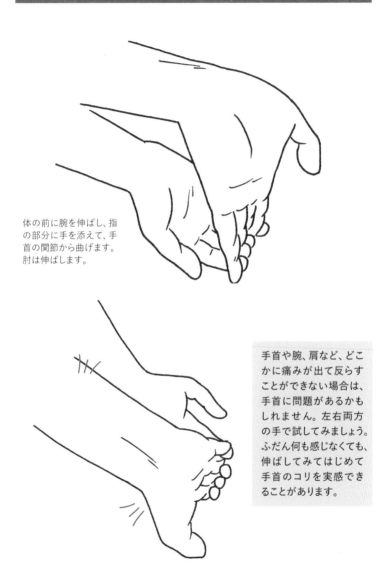

指を組んで下へと伸ばす

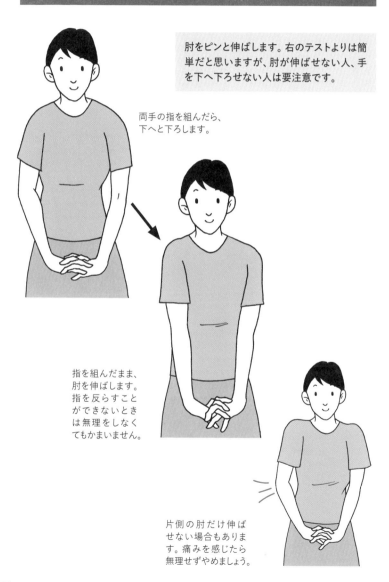

肘をピンと伸ばします。右のテストよりは簡単だと思いますが、肘が伸ばせない人、手を下へ下ろせない人は要注意です。

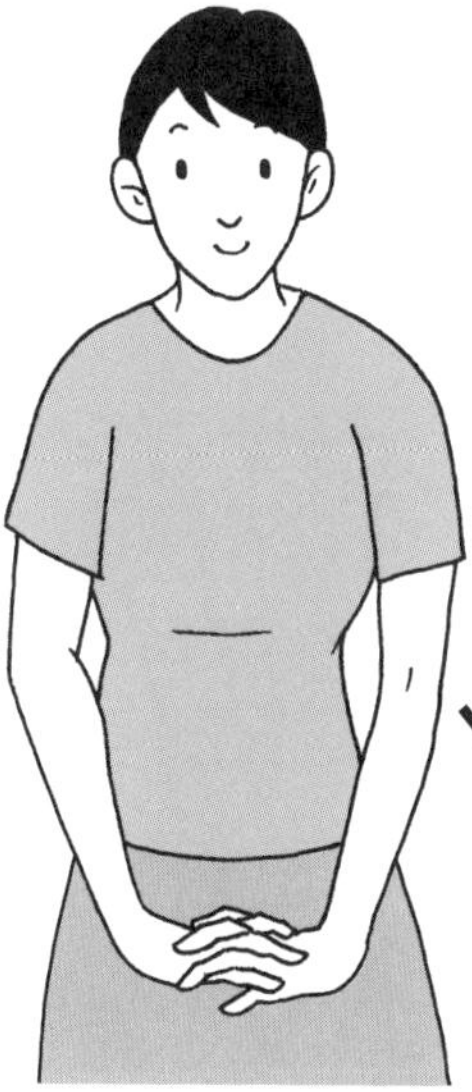

両手の指を組んだら、
下へと下ろします。

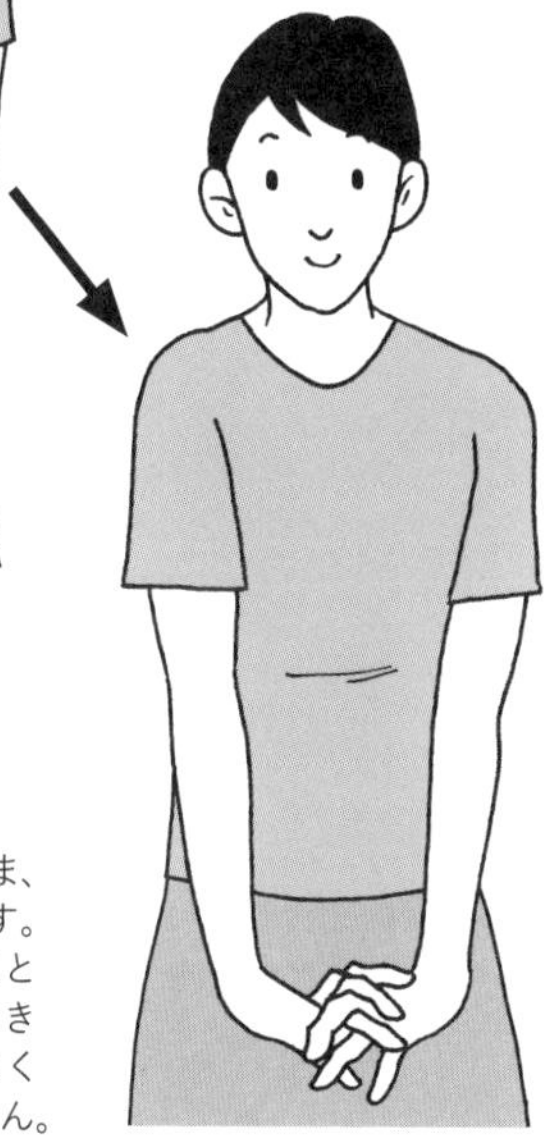

指を組んだまま、
肘を伸ばします。
指を反らすこと
ができないとき
は無理をしなく
てもかまいません。

片側の肘だけ伸ば
せない場合もありま
す。痛みを感じたら
無理せずやめましょう。

ルレットで神経をチェックする

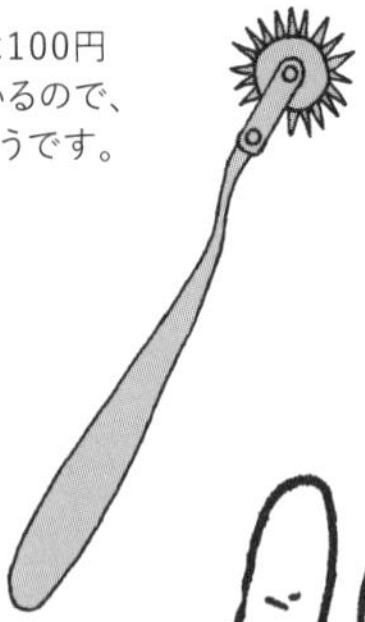

裁縫道具のルレットは100円
ショップでも売られているので、
比較的入手しやすいようです。

型紙から布地に印を転写するための裁縫道具にルレットというものがあります。じつは神経関係の医師も「圧痛覚計」というルレットとほぼ同じようなものを使って、感覚を測定しています。2本見える手首の腱の間から、てのひらの真ん中までルレットを転がしてみましょう。このときに痛みが走るようなら神経がダメージを受けていますので、早めに整形外科を受診しましょう。

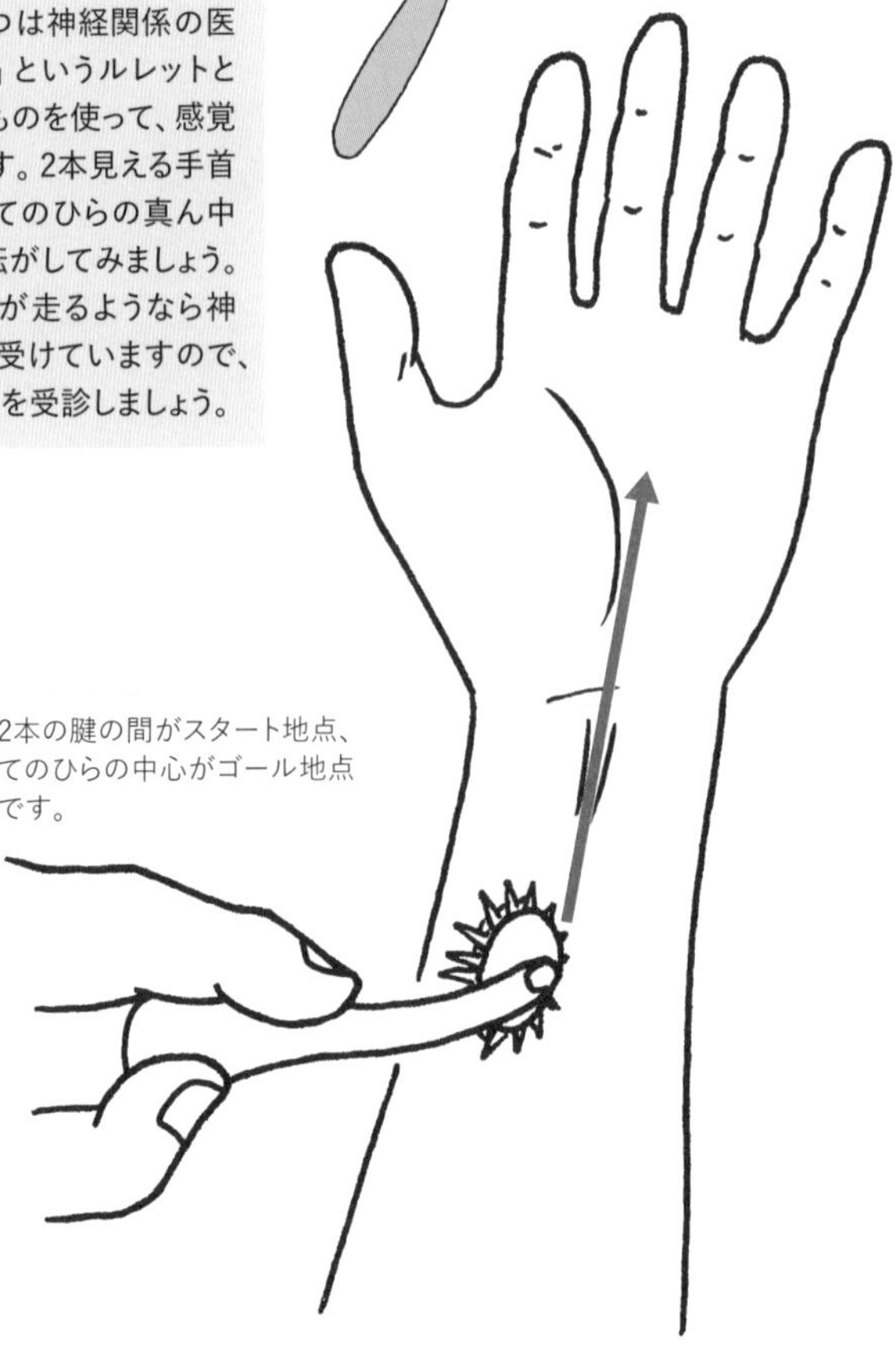

2本の腱の間がスタート地点、
てのひらの中心がゴール地点
です。

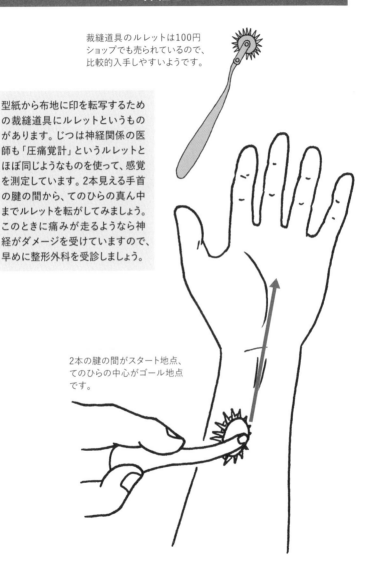

手以外の原因が考えられる場合のチェック

ごくまれに胸郭《きょうかく》出《で》口症候《ぐちしょうこう》群《ぐん》によって肩が痛くなる場合があります。以下は胸郭出口症候群のセルフチェックです。

Roos test(ルーステスト)

1秒ごとに手のグーパーをくり返します。
開始から1分以内に手のだるさやしびれが強まり、手を上げていられなくなった場合は、胸郭出口症候群を疑ってもよいかもしれません。

1分
くり返す

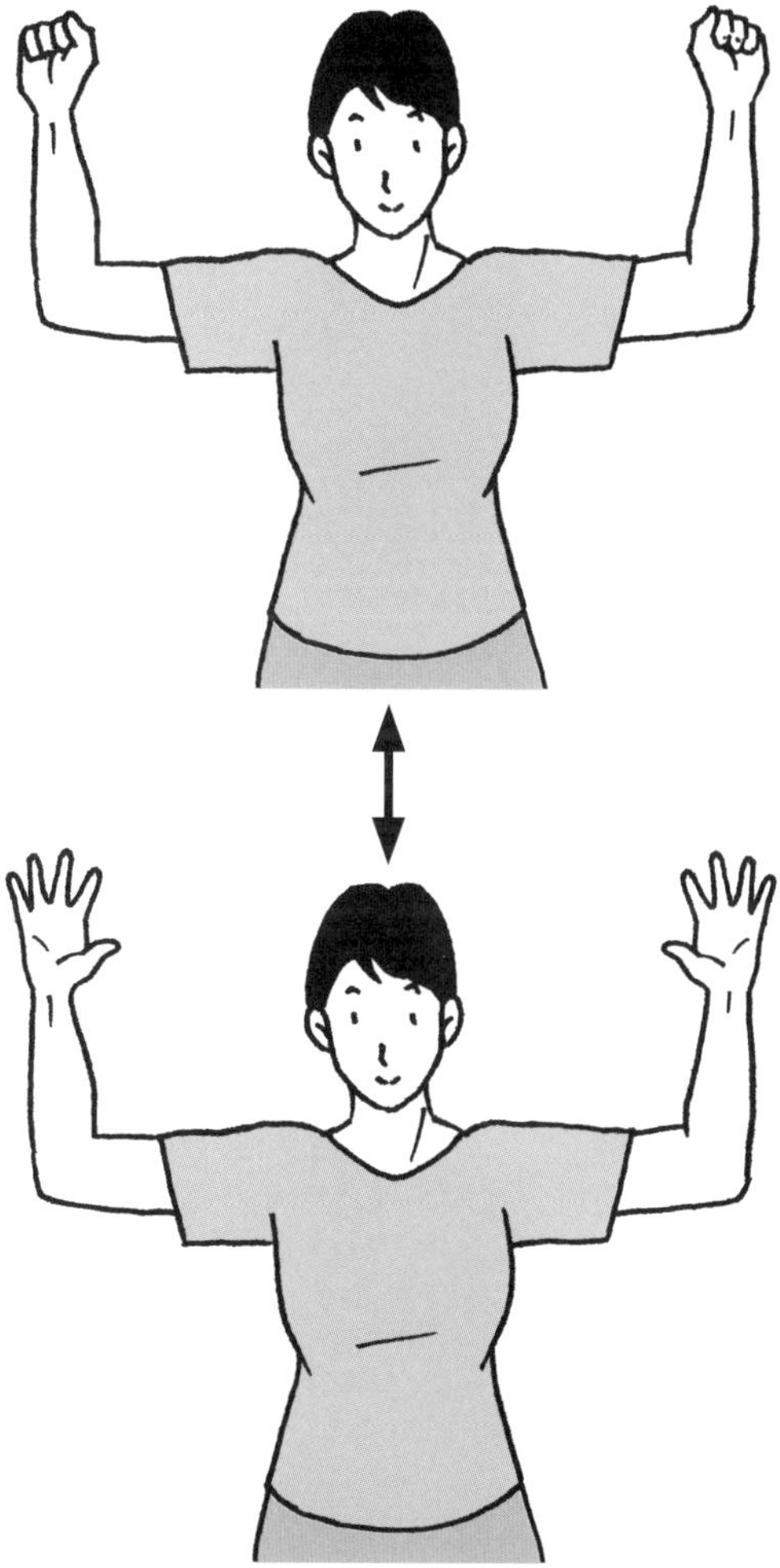

ただしこのルーステストは、手根管症候群でも陽性(疑陽性)となることが報告されているため、このテストのみで胸郭出口症候群と診断されるわけではありません。

02 手首の腫れ＝手内筋の衰えがあれば要注意！

セルフチェックはいかがでしたでしょうか。

この簡単なテストによって、あなたの首や肩の痛みの原因が手首にあるのかどうか、またそれによって、首から指先まで通っている神経がダメージを負っているかどうかがわかりました。

手首のトラブルというのがどういうものなのか、もう少しくわしく見ていきましょう。

手首には、手根骨《しゅこんこつ》という骨と、屈筋支帯《くっきんしたい》という靭帯《じんたい》（骨と骨とをつなぐベルト状の組織）で囲まれた「手根管《しゅこんかん》」というトンネル状の部分があります。

そのせまいトンネル内を、筋肉と骨をつなぐひも状の組織である腱《けん》が9本と、正中神経《せいちゅうしんけい》という神経がぎゅうぎゅう詰めになって通っています。この**トンネル内がせまくなってしまうと、ぎゅうぎゅう詰めがひどくなり、正中神経が圧迫されてダメージを受けてしまう**

手根管の構造

手根管はせまく、正中神経が圧迫されやすいといえます。

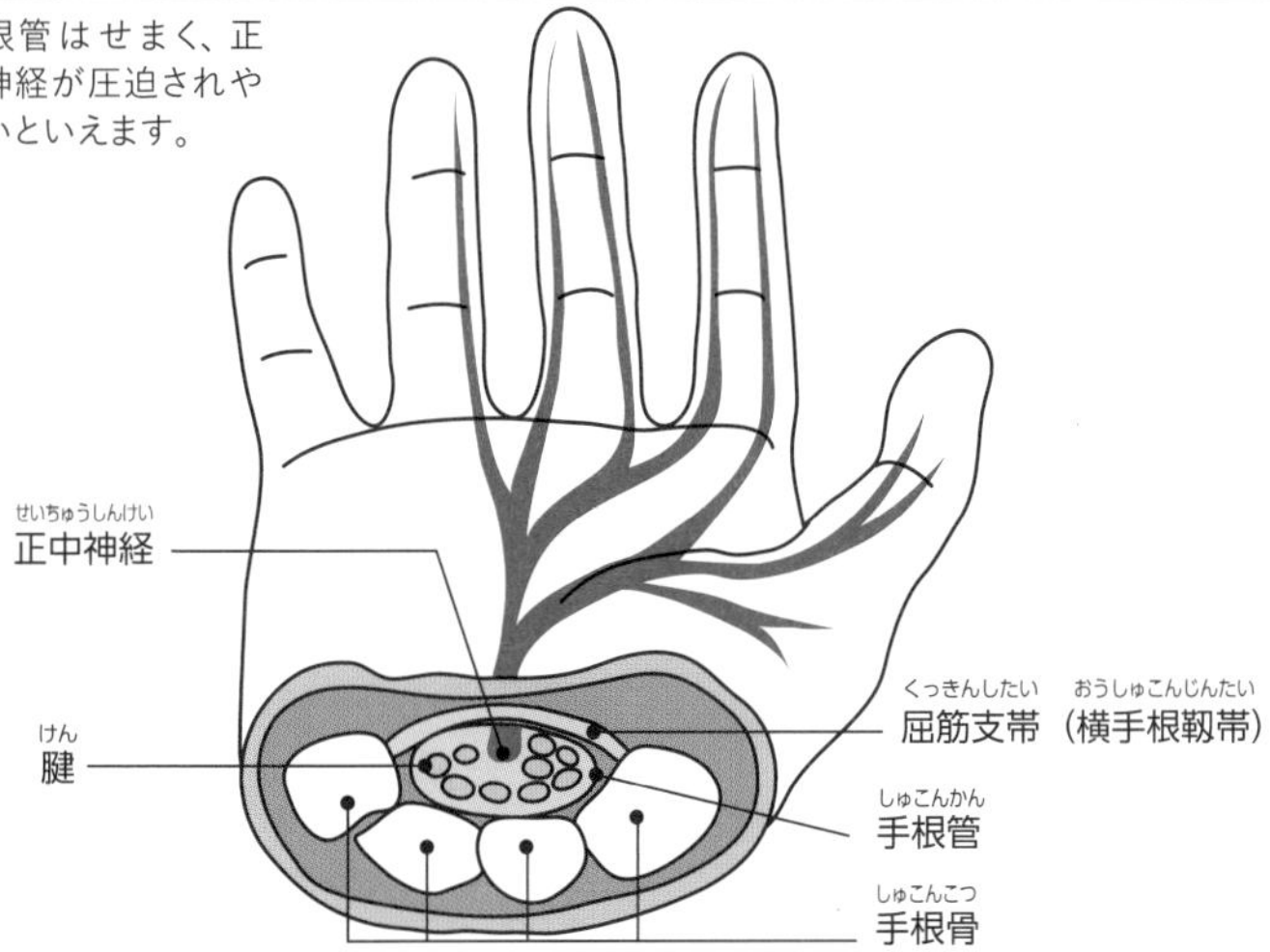
正中神経《せいちゅうしんけい》
腱《けん》
屈筋支帯《くっきんしたい》(横手根靭帯《おうしゅこんじんたい》)
手根管《しゅこんかん》
手根骨《しゅこんこつ》

のです。

これを手根管症候群といいます。手根管症候群になると、指先がしびれたり、首や肩に痛みを感じたりすることがあります。また症状が進むと、親指の付け根の筋肉(母指球《ぼしきゅう》)が痩せてしまうことが知られています。

セルフチェックでは、主に手根管症候群の兆候である手首の腫れや、手の内部の筋肉(手内筋《しゅないきん》といいます)の衰えがないかを確認しました。

「手首が原因の首や肩の痛み」については、このあと、さらにわかりやすく解説していきます。

03 手指の屈曲・腕の回内がある人は危ない！

手根管症候群になりやすい人は、姿勢に特徴があります。

姿勢の良し悪しを決めるのは関節です。関節は曲げたり伸ばしたり、あるいは回したりと、動かせるようにできたしくみです。しかし、動かさずに同じ形をずっと保っていると、関節周辺の組織が伸び縮みしなくなり、関節可動域（関節が運動することができる角度）が小さくなってしまい、関節が動かなくなってしまいます。これを**拘縮**《こうしゅく》といいます。

立った姿勢で力を抜いて腕を下ろすと、てのひらは体の側に向いていて、指はグーでもなくパーでもない形になっています。これが自然な形です。

では、デスクワークをしている姿勢はどうでしょうか。キーボードに置いた手は、指が下に向くよう手首を少し曲げ、指も丸く曲げます。打つときは、指の付け根から曲げてキーを押し込みます。マウスの操作もほとんど同様です。このように丸く曲げる関節の動き

屈曲・回内を引き起こす習慣

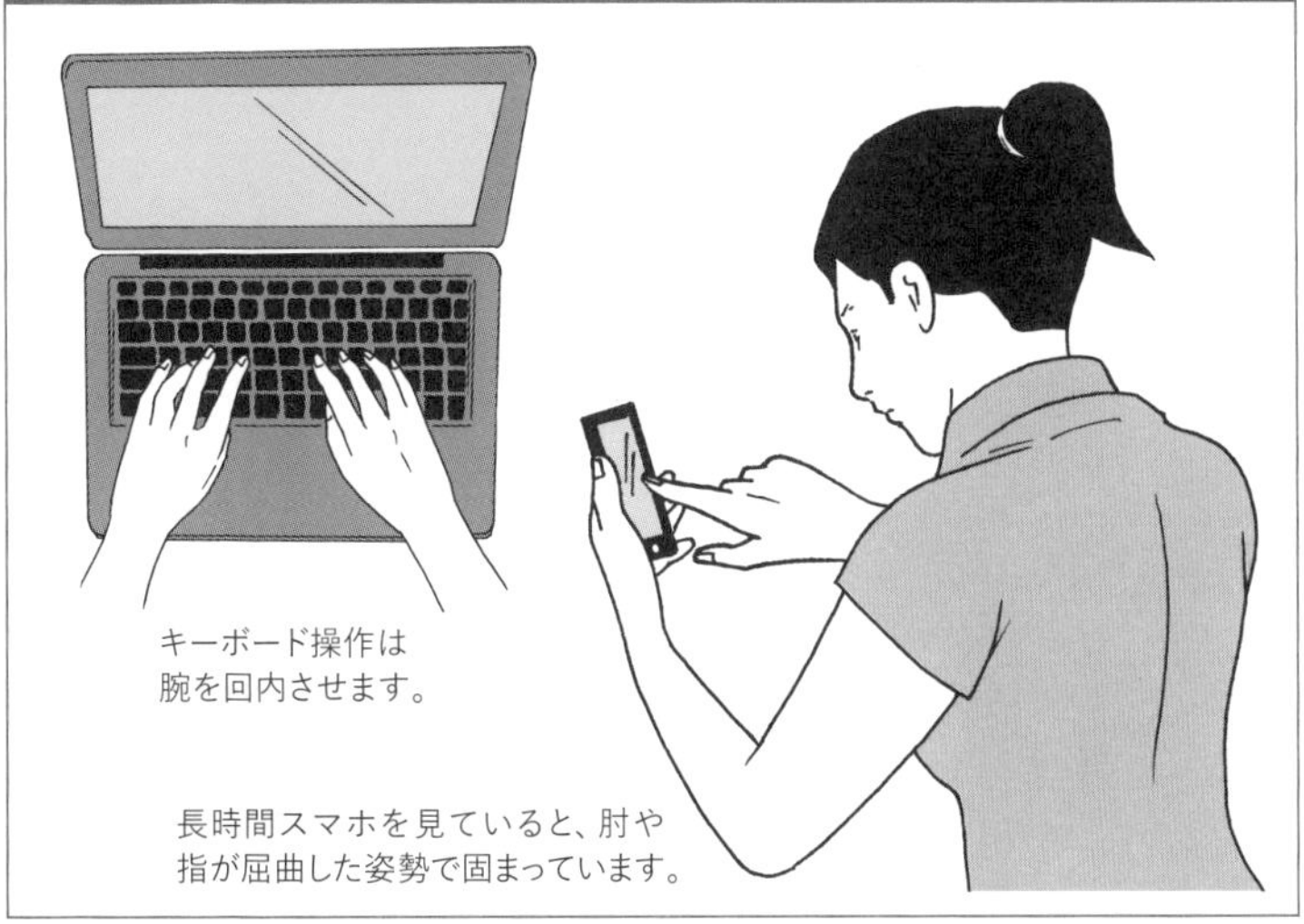
キーボード操作は
腕を回内させます。
長時間スマホを見ていると、肘や
指が屈曲した姿勢で固まっています。

を**屈曲**《くっきょく》といいます。

次に腕に注目してください。本来デスクの上に手を置くときも、小指側の側面だけがデスクに接するような形になるのが自然です。しかし、キーボードやマウスを操作するには、てのひらが下を向くように腕を内側にひねらなければなりません。このような腕の動きを**回内**《かいない》といいます。

デスクワークは手首や指の関節を屈曲させ、腕の関節を回内させます。そして、その姿勢を長時間つづけます。手指の屈曲と腕の回内をしたままで長い時間を過ごす人は、「屈曲・回内拘縮」になり、手根管症候群になりやすくなります。

04 手首の「かたよった使い方」が不調を招く

手外科では、手首にあるトンネル（手根管）のぎゅうぎゅう詰めの度合いもチェックできます。左ページのファレンテストで指先がしびれる人は要注意。なぜ、こうなるのでしょうか。

メンテナンス不足に大きな原因があるというのが私の持論です。

たとえば、長時間のデスクワークや自動車の運転の途中、休憩時間に何をしますか？立ち上がって、丸くなっていた背骨や首を伸ばしたくなるでしょう。

人間の活動は、関節を曲げる方向（屈曲）ばかりで、伸ばす方向（伸展《しんてん》）は少なくなりがちです。伸びは、そのバランスを取るためのメンテナンスです。

手根管には指を曲げ伸ばしするための腱が9本通っていることは先に述べました。手や指の関節も、ふだんの生活や仕事では握る・曲げるという方向に動かすばかりで、伸ばす

ファレンテスト

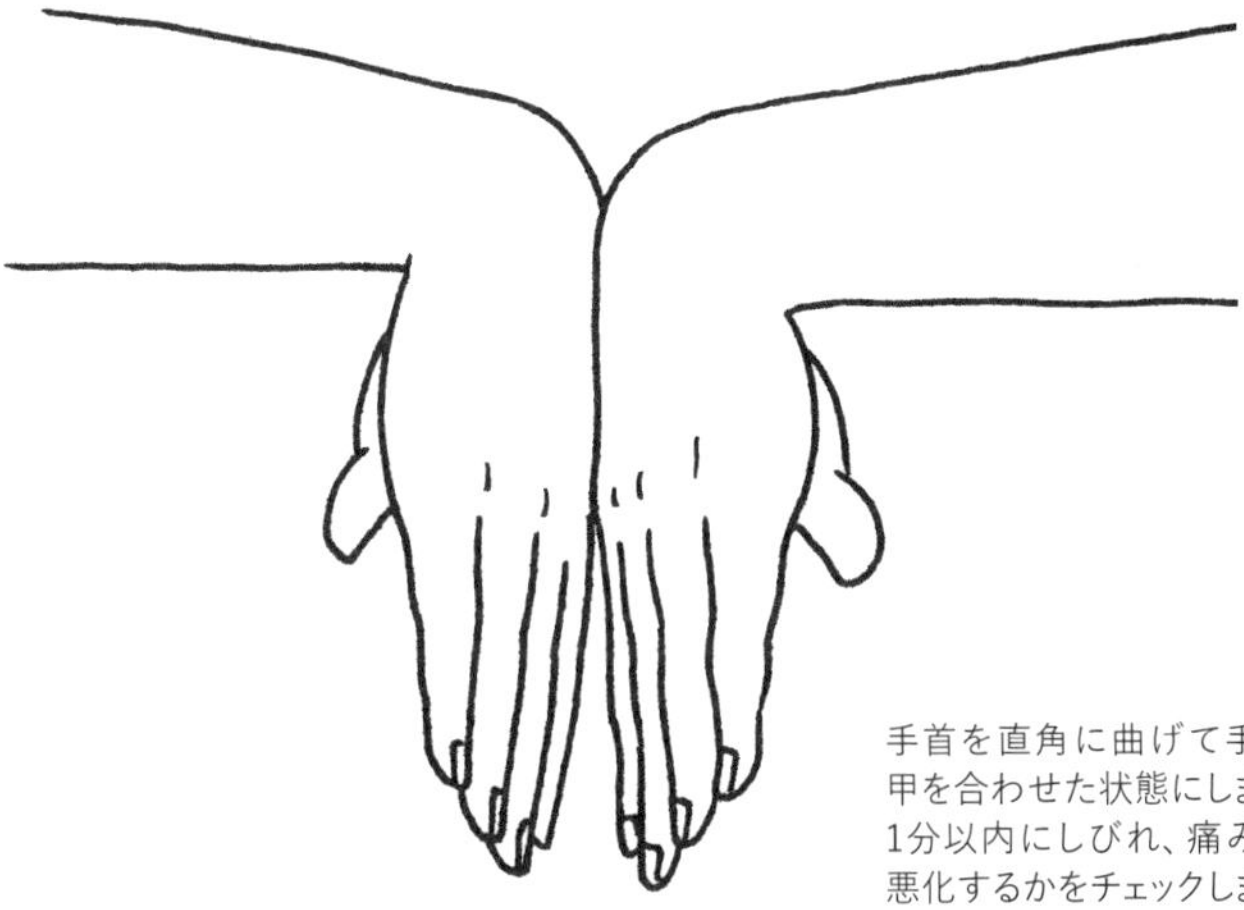

手首を直角に曲げて手の甲を合わせた状態にします。1分以内にしびれ、痛みが悪化するかをチェックします。

方向に使うことはまずありません。

それでも、意識的に指や手首、前腕を伸ばしている人は意外と少ないようです。

私は「使いすぎ」というより、メンテナンス（関節の伸展）不足による「かたよった使い方」に問題があると考えます。

かたよった使い方をしていると腱鞘炎《けんしょうえん》が起こりやすくなり、腱が腫れることで手根管の渋滞をひどくしているというのが私の考えです。

それとはまったく別のメカニズムになりますが、手根管症候群は更年期女性の発症が多いことから、女性ホルモンの減少も大きな原因のひとつと考えられています。

05 首痛・肩痛は日本の国民病 肩こりに悩む人は100万人以上

厚生労働省では、国民生活基礎調査という統計資料を発表しています。厚生労働省の政策を立案するための調査として、国民の健康状態などを調べたものです。

2019年に行われた健康状態についての調査のうち、有訴者率（自覚症状のある者の割合）では、女性のナンバーワンが「肩こり」です。男性および男女合計でも、肩こりは「腰痛」に次ぐ2位にランキングされています。

日本整形外科学会のホームページには、肩こりの症状について、《首すじ、首の付け根から、肩または背中にかけて張った、凝った、痛いなどの感じ》とありますので、本書で扱っている「しつこい首・肩の痛み」は、この調査でいう「肩こり」と同じだといっていいでしょう。

さて、この数値をもとに全国民のうち肩こりに悩む人の数を計算すると、じつに107

男女別有訴者の上位5症状

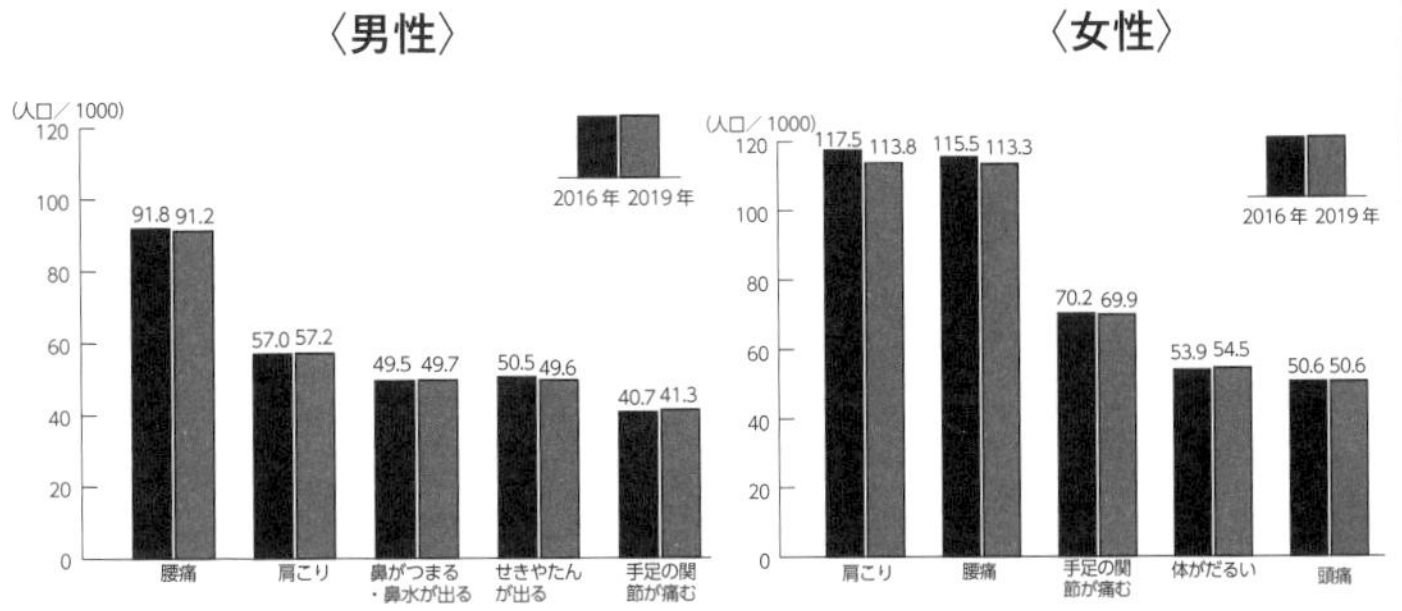
〈男性〉
（人口／1000）
2016年 2019年
91.8 91.2
57.0 57.2
49.5 49.7
50.5 49.6
40.7 41.3
腰痛
肩こり
鼻がつまる・鼻水が出る
せきやたんが出る
手足の関節が痛む
〈女性〉
（人口／1000）
2016年 2019年
117.5 113.8
115.5 113.3
70.2 69.9
53.9 54.5
50.6 50.6
肩こり
腰痛
手足の関節が痛む
体がだるい
頭痛

出典：厚生労働省「2019年　国民生活基礎調査の概況」

女性においては肩こりが1位、男性では2位となっています。女性の有訴者率（人口千人対）は、男性よりも圧倒的に高くなっています。手足の関節が痛む有訴者率も、女性のほうが順位が高く、数値も高くなっています。

4万人（男性346万人、女性728万人）になります。

ここで注目したいのは、女性の有訴者数が、男性の2倍以上にのぼる点です。同じようにとても高い有訴者率のある腰痛では、そこまでの男女差はありません。

先に手根管症候群が女性ホルモンの減少と関係があるといわれていることを述べましたが、**手根管症候群は女性の有病率が男性のじつに2〜3倍にのぼる**と考えられています。

私が、しつこい首・肩の痛みの原因が、手首（手根管症候群）にあると考えていることとも一致しています。

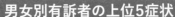

06 多くの首・肩の痛みやコリは手首を治すと改善する

首の痛み、肩の痛みやコリの原因箇所を特定するのは難しいことですが、私の経験上、多くの場合で手首に問題があります。「手首だけに」原因がある場合と、「手首にも」原因がある場合とがありますが、どちらも手首を治すことで、首や肩の症状がけっこうよくなっています。

先ほどから、あたりまえのように使っている「首の痛み」「肩の痛み」「肩こり」ですが、これらは正式な病名ではありません。

頭が痛いのを総称して頭痛というのと同じ、症状の呼称です。

じつは「首の痛み」「肩の痛み」「肩こり」も同じで、痛みやコリを感じる部分に、症状を加えただけの言葉です。

では「痛み」とは何でしょう。痛みを理解するためには、神経について知る必要があります。脳から背骨を通っている中枢神経《ちゅうすうしんけい》（脊髄《せきずい》）は、末梢神経へと細かく枝分かれして体中に張りめぐらされています。

末梢神経には刺激を感知するセンサーの役割があり、その刺激が電気信号として脊髄を通って脳に伝わると、それによって痛みを感じます。

痛みという異常を感じ取ると、その場所を動かさないようにしたり、保護したりします。その間に、病気やケガなどで損傷した組織が修復されるようにするのが、痛みの役割だと考えられています。

痛みは、トラブルが発生した原因箇所と、痛みを感じる場所が同じというケースが圧倒的に多い一方、**原因箇所と痛みを感じる場所が離れていることもあります**（これを放散痛《ほうさんつう》といいます）。放散痛は、運動に使われる関節とその周辺の神経が通っている部位ではめずらしいことではありません。

でも、実際に生活をしていくうえで、手や指を完全に使わないというのは難しいことです。痛みを感じても、安静を保つことが難しいため、「首の痛み」「肩の痛み」「肩こり」は治りにくいといえるでしょう。有効な手や指の休め方については、後述します。

07 首、肩から腕、指先までを通るのが正中神経

体中に張りめぐらされた末梢神経が痛みを感知して、信号を脳に伝えることで感じるという痛みのしくみについては先述しました。

では、首から肩、そして上腕から前腕、手の指先まで張りめぐらされている**正中神経**とはどのようなものなのでしょうか。

神経を確認する前に、上肢《じょうし》の構造を見ておきましょう。「上肢」という言葉は、ふだんはあまり使わないと思いますが、肩関節から先の「て（腕、手）」全体を指します。ちなみに股関節から先の「あし（脚、足）」全体は「下肢《かし》」です。

肩関節から肘関節までのいわゆる二の腕は「**上腕**」、肘関節から手関節までの腕相撲をするときに立てる部分を「**前腕**」といいます。

医学用語としては、手関節（手首）から先が「**手**」です。人間の脊椎《せきつい》（背骨）は、合計

肩・腕の関節と腕を通る主要な神経

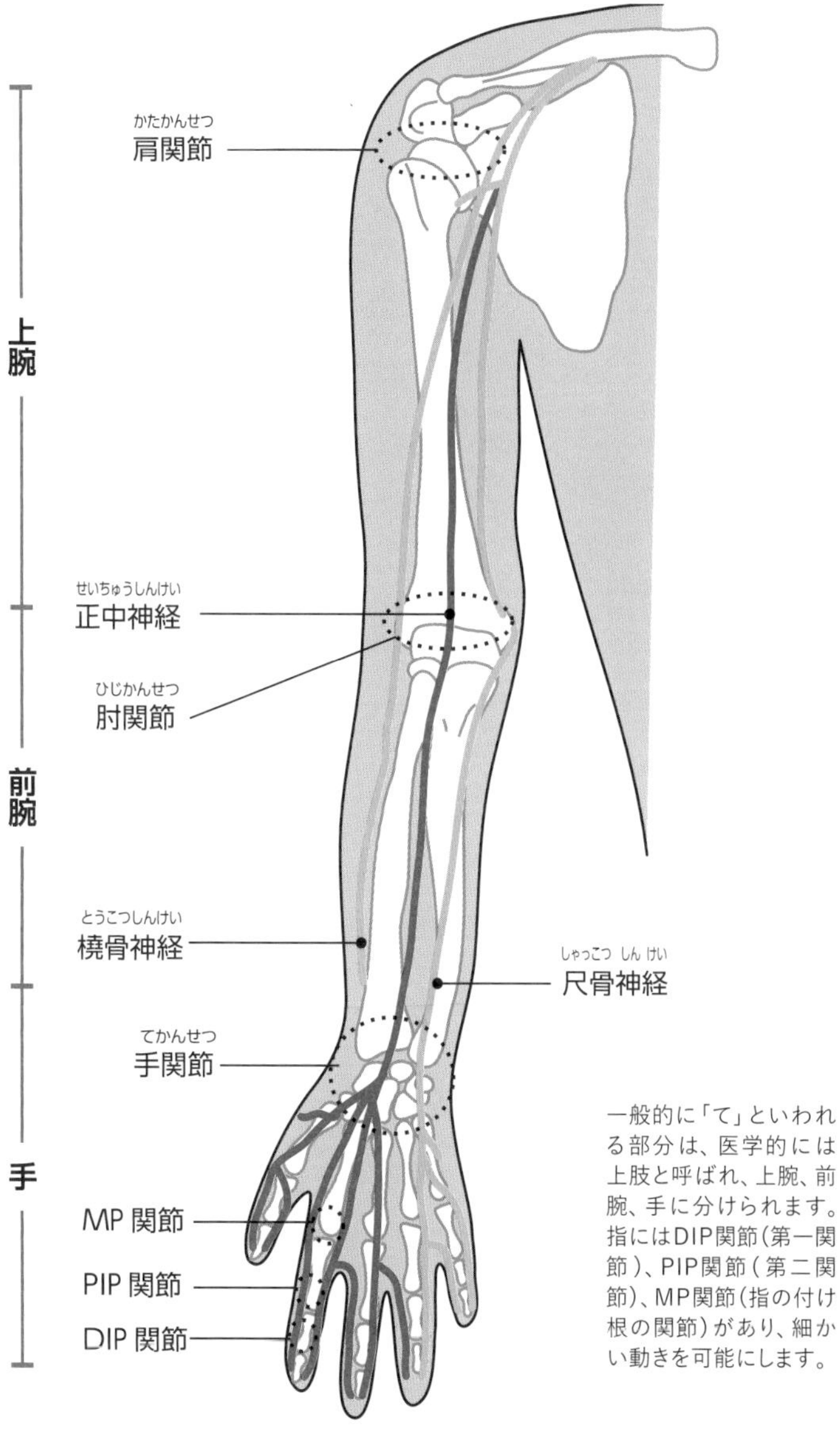
上腕
前腕
手
肩関節《かたかんせつ》
正中神経《せいちゅうしんけい》
肘関節《ひじかんせつ》
橈骨神経《とうこつしんけい》
尺骨神経《しゃっこつしんけい》
手関節《てかんせつ》
MP 関節
PIP 関節
DIP 関節

一般的に「て」といわれる部分は、医学的には上肢と呼ばれ、上腕、前腕、手に分けられます。指にはDIP関節（第一関節）、PIP関節（第二関節）、MP関節（指の付け根の関節）があり、細かい動きを可能にします。

肩のまわりの神経

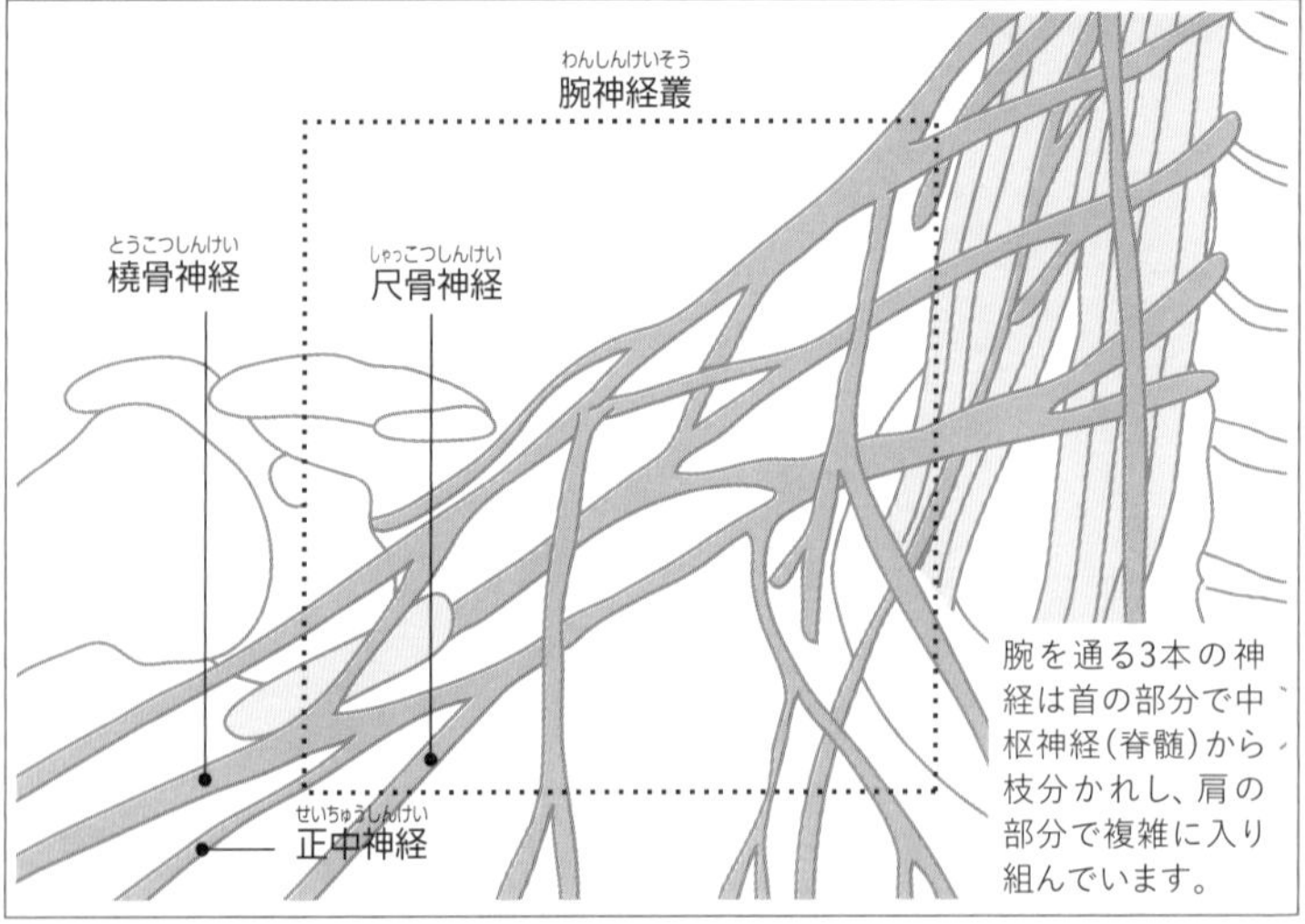
腕神経叢《わんしんけいそう》
橈骨神経《とうこつしんけい》
尺骨神経《しゃっこつしんけい》
正中神経《せいちゅうしんけい》

腕を通る3本の神経は首の部分で中枢神経（脊髄）から枝分かれし、肩の部分で複雑に入り組んでいます。

26個の椎骨《ついこつ》で構成されています。

　このうち首の部分は7個の椎骨（頸椎《けいつい》）から成り立っています。この椎骨の中に太い中枢神経（脊髄）が通っています。

　頸椎で脊髄から分岐した神経は、腕神経《わんしんけい》叢《そう》を形成します。正中神経はその腕神経叢から分岐して始まります。上腕、肘、前腕の内側から手根管を通って、てのひらまで伸びています。

　さらに先へと伸びるにつれ、細かい神経へと枝分かれして指先までおよび、上肢全体をカバーしています。通常、正中神経というときは、腕神経叢から先、枝分かれした神経の全長を含みます。

手首と指の正中神経

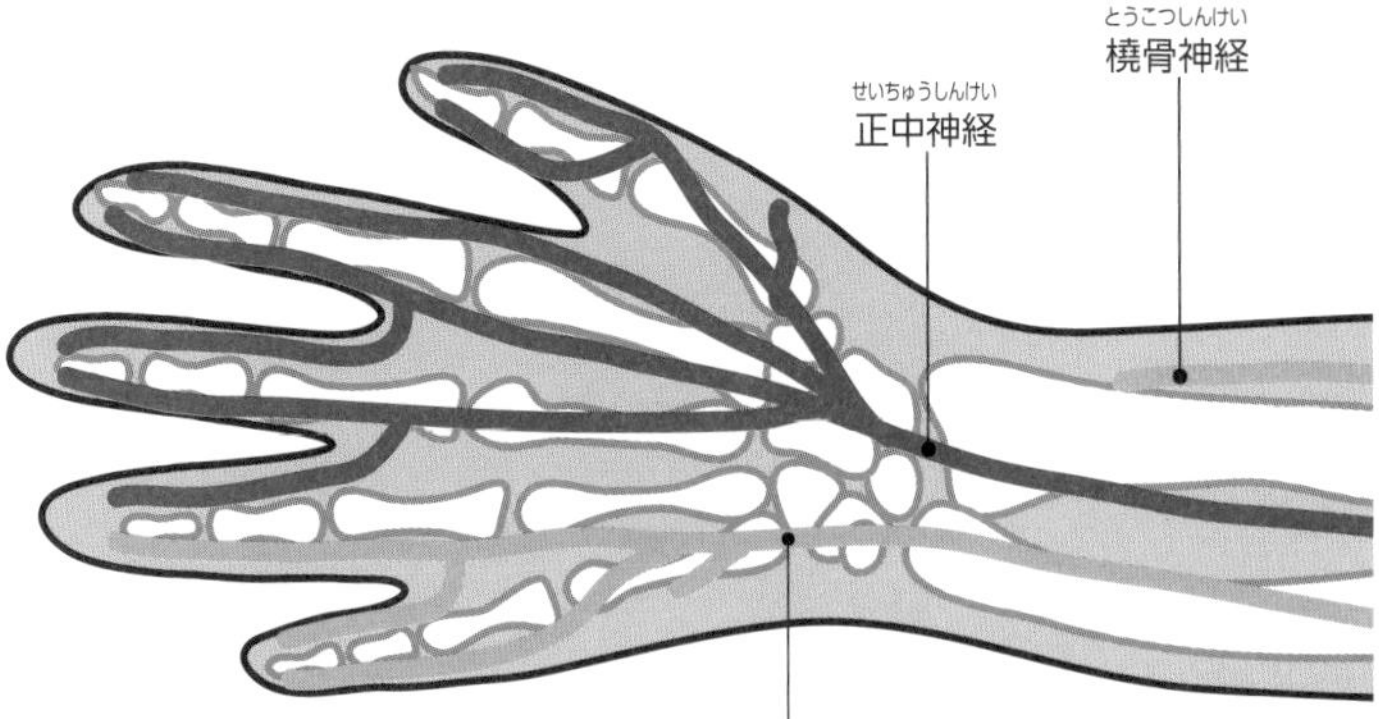
橈骨神経《とうこつしんけい》
正中神経《せいちゅうしんけい》
尺骨神経《しゃっこつしんけい》

手根管を通る正中神経は、手や前腕の多くを支配しています。

この構造が手根管症候群や、手首が原因となる首、肩の痛み・コリに深く関わってきます。

正中神経は手の運動と感覚を制御する重要な神経です。

運動神経としては前腕の屈筋や手の母指球筋を制御し、前腕の回内運動、手首の屈曲運動、人差し指や中指の屈曲運動などを担当します。それにより、手を握る、物をつかむといった運動が可能になります。

感覚神経としては、手の親指側から薬指側にかけて、触覚、温度感覚、痛覚といった感覚を伝えます。

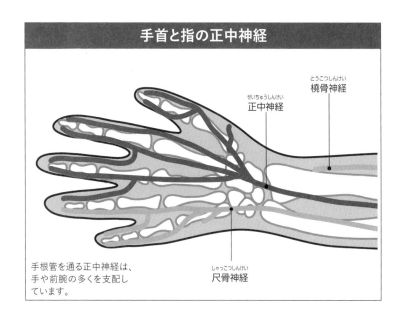

08 首や肩の痛み・コリは原因不明で片づけられがち

先に、肩こりで悩んでいる人（有訴者）が優に1000万人を超えていると見積もられるのをお伝えしました。しかし、「通院者数」の項目では、96万人ほどとなっています（厚生労働省「2019年　国民生活基礎調査の概況」）。悩んでいる人が非常に多いのに、医療機関で治療をしている人はその1割にも満たないのです。

通院率1割未満というのは、他の病気やケガと比べるとかなり低いように思います。このような有訴者数と通院率のギャップは、どうして生まれるのでしょうか。

ズバリ核心を突くと、「医者は肩こりを治せない」と多くの患者さんが思っているのです。だから我慢するしかない。それが現在の「常識」なのです。事実、これまで医療はそう思われてもしかたない対応しかできていなかったと、私は思っています。

日本整形外科学会のホームページで、「肩こり」の原因について解説しています。そこには、《首や背中が緊張するような姿勢での作業、姿勢のよくない人（猫背・前かがみ）、運動不足、精神的なストレス、なで肩、連続して長時間同じ姿勢をとること、ショルダーバッグ、冷房などが原因になります》とあります。

あまりにも幅が広すぎて、肩こりに悩む本人が原因を特定するのは難しいでしょう。相談を受ける医師も同じで、原因の特定は困難なのです。

一般的に原因がはっきりしていると思われている、五十肩（四十肩）や寝違えも、事情は同じ。本当のところはＭＲＩなどで画像診断をしても、原因が特定できないときに、それらの病名がつけられています。当然、最適な治療方法も確立されていません。

こうして肩こりや首、肩の痛みに悩む人はとても多いのに、治療成績がよくないという状況が生まれます。それが長年つづき、首こり・肩こり（首痛・肩痛）は医療機関では治らないというのが常識になってしまったのです。

なぜ最新の画像診断ができるようになっても、なお「原因不明」になることが多いのでしょうか。私は、**「肩こりや寝違えは僧帽筋のトラブルだ」「五十肩・四十肩は関節周辺のトラブルだ」と、決めつけてしまっていることに理由がある**と思っています。

原因不明とされた首、肩の痛みの多くは、手首に原因があるというのが私の主張です。

メカニズムについてはPart2で説明しますが、ここでは「なぜ私が首、肩の痛みの原因として手首に注目するのか」について伝えたいと思います。

私の医師経歴は、ほとんどが「手の外科（手外科ともいいます）の専門」としてのものです。手はあらゆる作業で用いるため、障害があると大変困ります。手外科、あまり聞き慣れないかもしれませんが、研究においても技術においても非常に発達しています。

手の外科医は、上肢の神経がつながっていく先である「首や肩の痛み」を診るケースが多くあります。くり返しになりますが、神経というのはとても不思議なもので、圧迫や引っぱりなどの障害が発生した場合、その原因となった場所には痛みが出ずに、別の場所に痛みを感じることがよくあるのです。

手根管症候群は、その代表的な症例です。手首にある手根管というトンネル状の部分。そのせまいトンネルを9本の腱や正中神経がぎゅうぎゅうとまとまって通っています。

なんらかの理由によって、この手根管を通る正中神経が圧迫されます。症状として、手首より先、指先にかけてしびれが発生するほか、体の中心側である首や肩などには痛みが

上肢の痛みのメカニズム

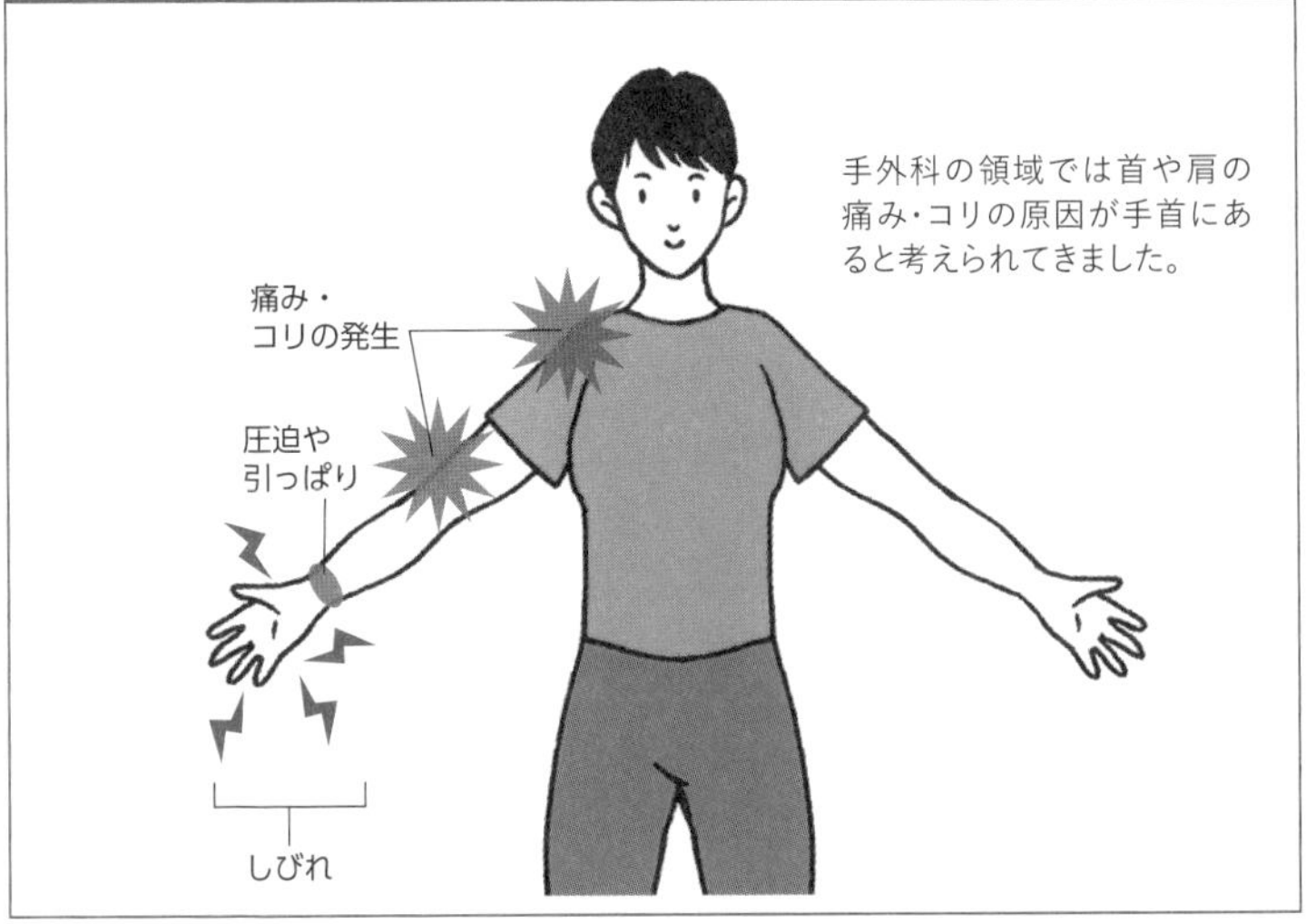
手外科の領域では首や肩の痛み・コリの原因が手首にあると考えられてきました。
痛み・
コリの発生
圧迫や
引っぱり
しびれ

出ることが、じつは多くあります。

私のもとには首、肩の痛みで悩む患者さんが日々たくさんいらっしゃいます。丁寧に診察すると、ほとんどのケースで手根管症候群やばね指など手首や手指のトラブルが疑われます。

場合によっては、神経ブロック注射や手術などの医療行為が必要になりますが、手首や手指のトラブルを解決することで、しつこい首や肩の痛みに改善がみられます。

手の外科を専門とする医師にとっては、こうした体のしくみは常識です。ただし、整形外科全体では常識として扱われていないのが実情です。

09 首痛・肩痛の原因は、ほとんどが手と関係する

なぜ、手のトラブルが首こり・肩こり・首痛・肩痛につながるのか、その流れをここで整理しておきます。

神経に長期間の圧迫があると、圧迫された箇所より体の末端側ではしびれが発生します。圧迫された場所がダメージを受けて、それより先には感覚が伝わらなくなるとイメージするとわかりやすいでしょう。手首にトラブルが発生すると、そこから先の手、指がしびれます。

一方、圧迫された箇所より体の中央側、手首にトラブルが発生した場合なら、肩や首に痛みを感じます。ダメージを受けた「事故現場」では正しく感覚を伝えることができず、「異常信号」だけが中央側に送られ、それを感知した肩や首で痛みを感じる、そんなイメージです。

手首に不調が出る原因は大きくふたつあります。

ひとつは**生活習慣**で、手と腕の使い方に問題があるケースです。具体的には、指・手首・肘の関節を曲げてばかりいる（屈曲）、また前腕を内側にひねってばかりいる（回内）というもの。長時間そのような姿勢でいると、関節が動きにくくなってしまいます（医学的には「屈曲・回内拘縮」といいます。拘縮とは、関節が動かないことで周辺の組織が変化し伸び縮み能力が失われ、関節が運動できる角度が減って固まることをいいます）。それがどのように悪影響を与えるかは、のちに説明します。

もうひとつの原因は、**ホルモンバランスの変化**です。手根管症候群など上肢の神経障害は明らかに40歳以上の女性に多いので、そのようにいわれています。加齢により、エストロゲンという女性ホルモンの分泌が低下すると、関節や腱のまわりにある滑膜《かつまく》が腫れ、その腫れが神経を圧迫するという説があります。

ただし、女性の患者さんもストレッチで改善することも多いことから、私はホルモンバランスより、関節の使い方のほうが重要だと考えています。

10 手首、指、肘の神経障害の合併と連鎖

手根管症候群以外にも、首や肩に影響を与える手の神経障害があります。手根管を通過した腱と正中神経は指先まで伸びているので、手首を無事に通過しても、さらに下流である指の関節でトラブルが起こるのです。指の腱鞘炎である「**ばね指**」もそのひとつです。

ばね指はしばしば手根管症候群を併発させます。くわしいメカニズムはわかっていませんが、正中神経の上流と下流でふたつの神経障害が同時発生します。これは「ダブルクラッシュシンドローム」と呼ばれ、より重症化しやすいことで知られています。上肢や下肢の神経障害では、しばしばみられます。

そのほか、上肢の神経障害に肘部管症候群《ちゅうぶかんしょうこうぐん》というのがあります。前腕には正中神経のほかに、尺骨神経《しゃっこつしんけい》、橈骨神経《とうこつしんけい》が並行して通っています（31ページ参照）。尺骨神経は小指側を、橈骨神経は親指側を司っています。

ばね指

指は腱によって曲げ伸ばしされています。指の骨には腱鞘というトンネルがあり、その中を通ることで腱の浮き上がりを押さえます。腱と腱鞘の間で摩擦が生じると炎症が起こります（腱鞘炎）。腱鞘炎が進行して、引っかかりが生じ、ばね現象が起こることを「ばね指」と呼びます。ばね指はどの指でも起こりえますが、親指、中指に多くみられます。

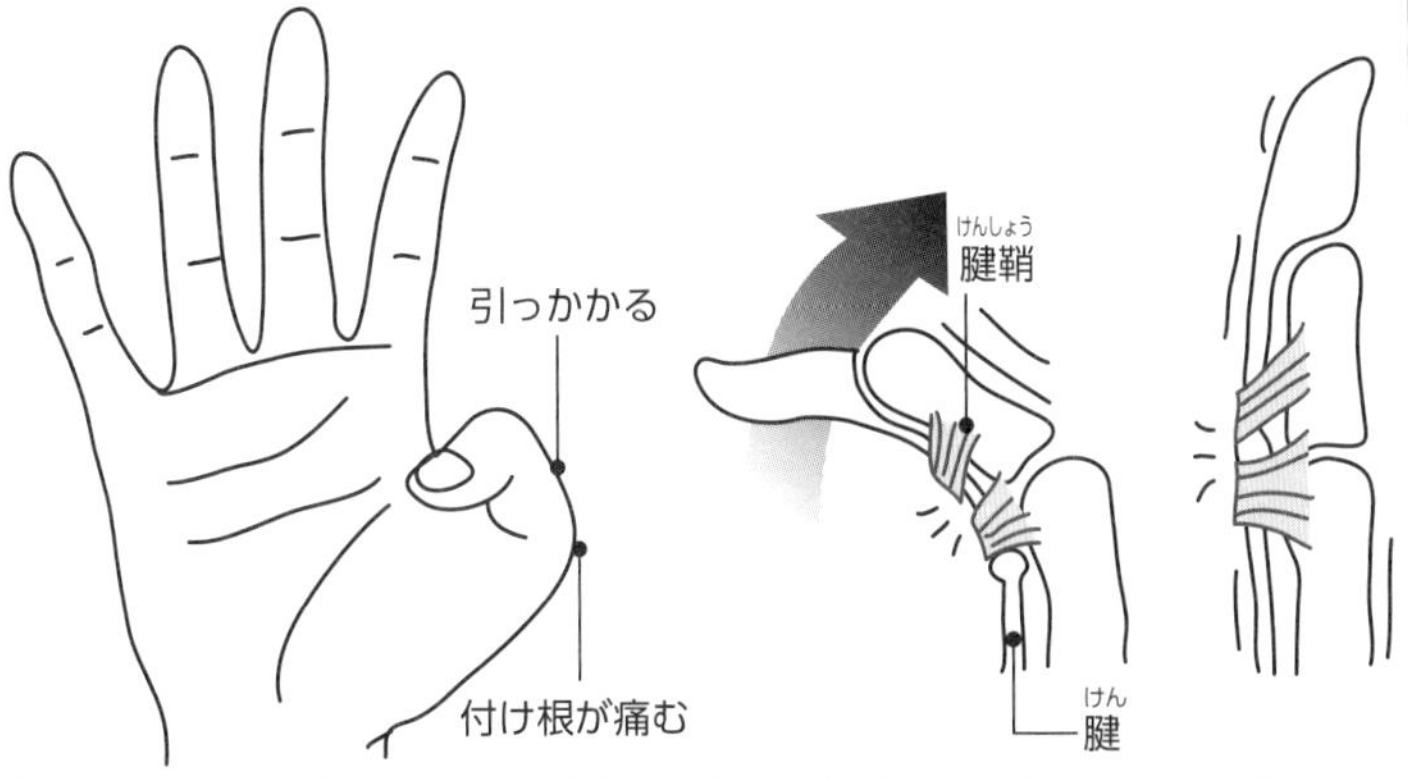

肘部管症候群は、肘の内側で尺骨神経が慢性的に圧迫されることで起こる神経障害で、やはり首や肩に痛みをもたらします。

不思議なことに、肘部管症候群を発症すると、別の神経の障害である手根管症候群も頻繁に合併します。ダブルクラッシュシンドロームと同じように、やはり重症化リスクが高まります。

ある年、私がこの現象を「**パラレルクラッシュシンドローム**」と名づけて論文を発表したところ、権威ある英語論文誌で年間最優秀賞を受賞しました。つまり、外国の手外科医からも支持されたのです。

11 原因不明の五十肩（四十肩）や寝違えも改善できる可能性がある

中高年の肩の痛みといえば「**五十肩（四十肩）**」を思い浮かべる人も多いでしょう。日本整形外科学会のホームページでは、《関節を構成する骨、軟骨、靱帯や腱などが老化して肩関節周囲の組織に炎症が起きることが主な原因と考えられています》とありますが、実際は腱板損傷《けんばんそんしょう》（腱板断裂とも。肩の筋肉が切れること）を疑って画像検査（ＭＲＩ）をしたが断裂が写らない場合や、肩関節近辺が痛む理由がわからない場合、つまり原因がはっきりわからないときに肩関節周囲炎（五十肩・四十肩）という病名がつけられます。私の経験では、五十肩も手に原因があるケースが多く見受けられます。

ちなみに、腱板損傷で肩の筋肉が切れていたとしても、それが痛みの原因とは限りません。痛みを感知するのはあくまでもセンサーである神経の働きであって、神経が支配していない部位に損傷があっても痛みは感じないのです。そのため、整形外科医が手術の説明

五十肩で痛む場所

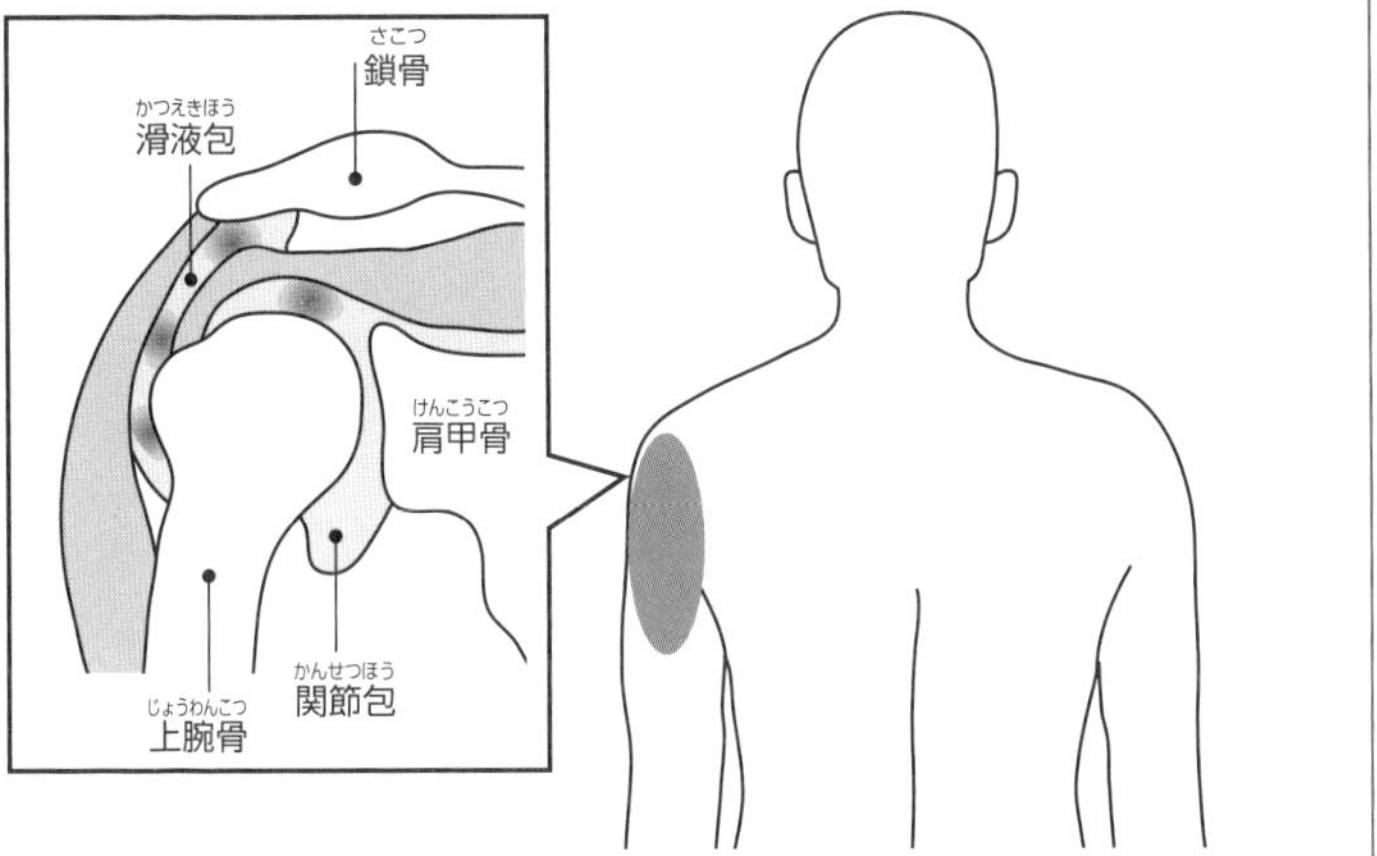
鎖骨《さこつ》
滑液包《かつえきほう》
肩甲骨《けんこうこつ》
関節包《かんせつほう》
上腕骨《じょうわんこつ》

肩の関節の周囲に炎症が起こり、痛みが発生します。肩のマッサージでほぐそうとする人もいますが、かえって悪化する危険もあるのでやめましょう。

をするときは、「切れた筋肉は手術をしないと治りません。ただ、痛みは取れるときもあれば、取れないときもあります」といった言い方をします。

「寝違え」も同様に原因不明で、日本整形外科学会は、《何が起こって痛みが出ているかについては、いろいろな意見がありますが検査や画像でとらえられるような変化がないのが一般的なので、正確な原因であるという証拠はありません》としています。

寝違えにも、Part2で紹介する手首ほぐしや腕のストレッチが有効です。首そのものは動かさず、肩周辺と腕、そして手と指を動かしていることに着目してください。

12 手以外の原因で首痛・肩痛が起こるケースとは

首や肩の痛みが、手以外を原因とするケースも、「ごくまれ」に存在します。

胸郭出口症候群《きょうかくでぐちしょうこうぐん》は、上肢の神経が胸郭（胸部の骨や筋肉で形成される空間）から脱出する際に圧迫される状態を指します。この状態によって、肩から手先にかけて痛みやしびれを生じることがあります。

19ページで紹介した「ルーステスト」のほか、鎖骨のすぐ上のくぼみの真ん中あたりを叩いたとき、しびれや響くのを感じた場合も、胸郭出口症候群を疑ってもいいかもしれません。アスリートやなで肩の女性が発症しやすいことで知られますが、手のトラブルと比べて非常にまれです。

首や肩の不調が、じつは重大な内臓の疾患による痛み（関連痛）だったというケースもあります。一例を紹介します。

内臓疾患による関連痛

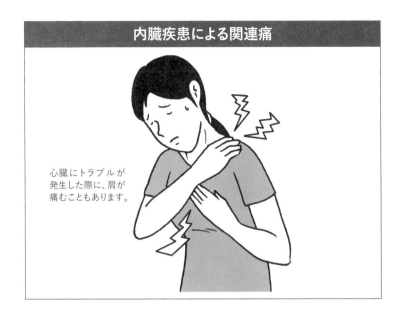

心臓にトラブルが発生した際に、肩が痛むこともあります。

① 狭心症や心筋梗塞の発作が起こったとき、胸だけでなく左肩が痛くなる。

② 胆石など胆嚢《たんのう》の障害があると、右肩が痛くなる。

③ くも膜下出血が起こると、頭の痛みとともに首の後ろが痛くなる（突然後ろからバットで殴られたような痛みと表現される）ことが多いといわれている。

④ 糖尿病の人は肩が痛みやすく、高血圧の人は肩や首の後ろに痛みが出やすい。

これらの兆候は毎年の健康診断で見つかります。整形外科医は、これら関連痛の可能性も考慮しますので、よくある肩こりだと侮らずに受診しましょう。

13 手首が不調の原因となるメカニズム①

手内筋の衰え

家の中で座ってばかりいると筋力が衰えて、歩けなくなってしまいます。手も本来はいろいろな使い方ができるのですが、曲げてばかりいると筋力が衰え、伸ばす、広げるなどの動きができなくなってしまいます。動かさないから、動かなくなり、さらに動かさなくなるのでどんどん動かなくなる……。そんな悪循環に陥ってしまいます。

インナーマッスルとアウターマッスルという筋肉の分類をご存じの方もいると思います。体の外側にあって、運動のパワーを生み出すアウターマッスルに対して、インナーマッスルは体の深部にあって、姿勢の維持や細かい動きを司っています。

手にもインナーマッスルがあり、「手内筋」と呼ばれます。手内筋には骨間筋と虫様筋《ちゅうようきん》などがあり、指を左右に開閉したり、指の関節を伸ばしたりするときに働いています。

患者さんを診てきた経験から、**指・手首・肘の関節を曲げてばかりいる（屈曲）、また**

手内筋

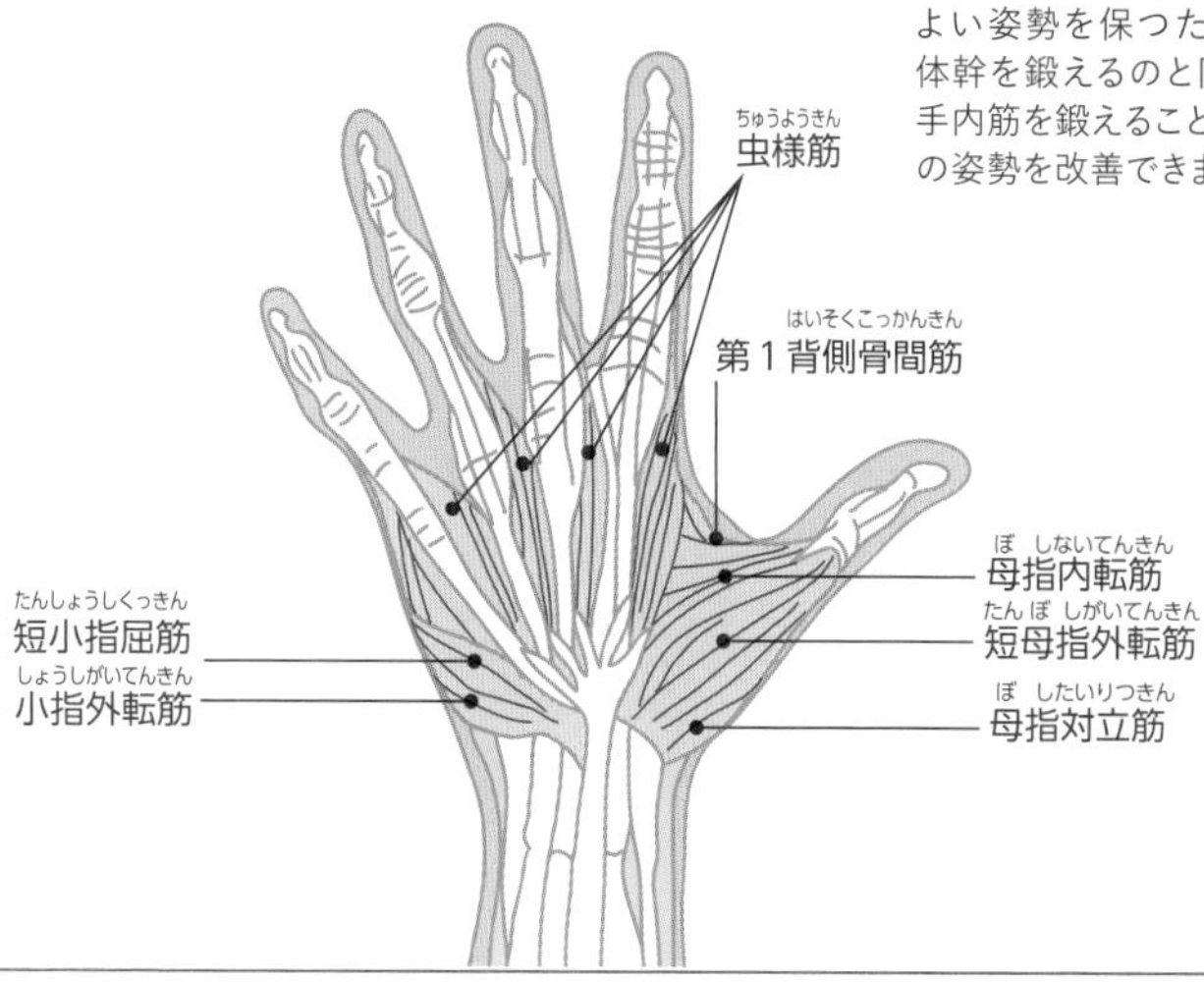
虫様筋《ちゅうようきん》
第１背側骨間筋《はいそくこっかんきん》
母指内転筋《ぼしないてんきん》
短母指外転筋《たんぼしがいてんきん》
母指対立筋《ぼしたいりつきん》
短小指屈筋《たんしょうしくっきん》
小指外転筋《しょうしがいてんきん》

よい姿勢を保つために体幹を鍛えるのと同様、手内筋を鍛えることで手の姿勢を改善できます。

前腕を内側にひねってばかりいる（回内）と、関節を動かさないために「手の運動不足」になり、手内筋が衰え、それによって関節が動かしにくくなってしまうケースが多いと感じています。

関節は本来動きやすいようにできていますが、動かさない生活をつづけると、関節を構成する腱や靭帯などの組織が変化し、その結果として手根管の部分で神経の圧迫が生じます。

まだ医学的根拠はありませんが、私の臨床経験から、動かさないから動かなくなる悪循環は、「手首ほぐし」によって高確率で断ち切れると確信しています。

14

手首が不調の原因となるメカニズム②

腱の腫れによる正中神経の圧迫

手根管を通る9本の腱の内訳は、人差し指、中指、薬指、小指のいわゆる第一関節（DIP関節）を曲げる深指屈筋腱《しんしくっきんけん》が4本、いわゆる第二関節（PIP関節）を曲げる浅指屈《せんしくっ》筋腱《きんけん》が同じく4本、そして親指を曲げる長母指屈筋腱《ちょうぼしくっきんけん》が1本です。

手根管を通過した腱は、指の骨に沿って伸び、指先の骨につながっています。その途中には**腱鞘**と呼ばれる通り道があります。配線を壁に固定するコードクリップのようなものをイメージするとわかりやすいでしょう。

運動不足などの理由で関節に動かさない領域があると、この配線コードに相当する腱が太くなったり、コードクリップに相当する腱鞘が腫れぼったくなったりします。すると、指を曲げたり伸ばしたりするときに、腱と腱鞘の間に摩擦が生じ、腱が腫れて近くの神経を圧迫する「腱鞘炎」になります。指の腱鞘炎が悪化すると、指をなめらかに曲げ伸ばし

腱の腫れ

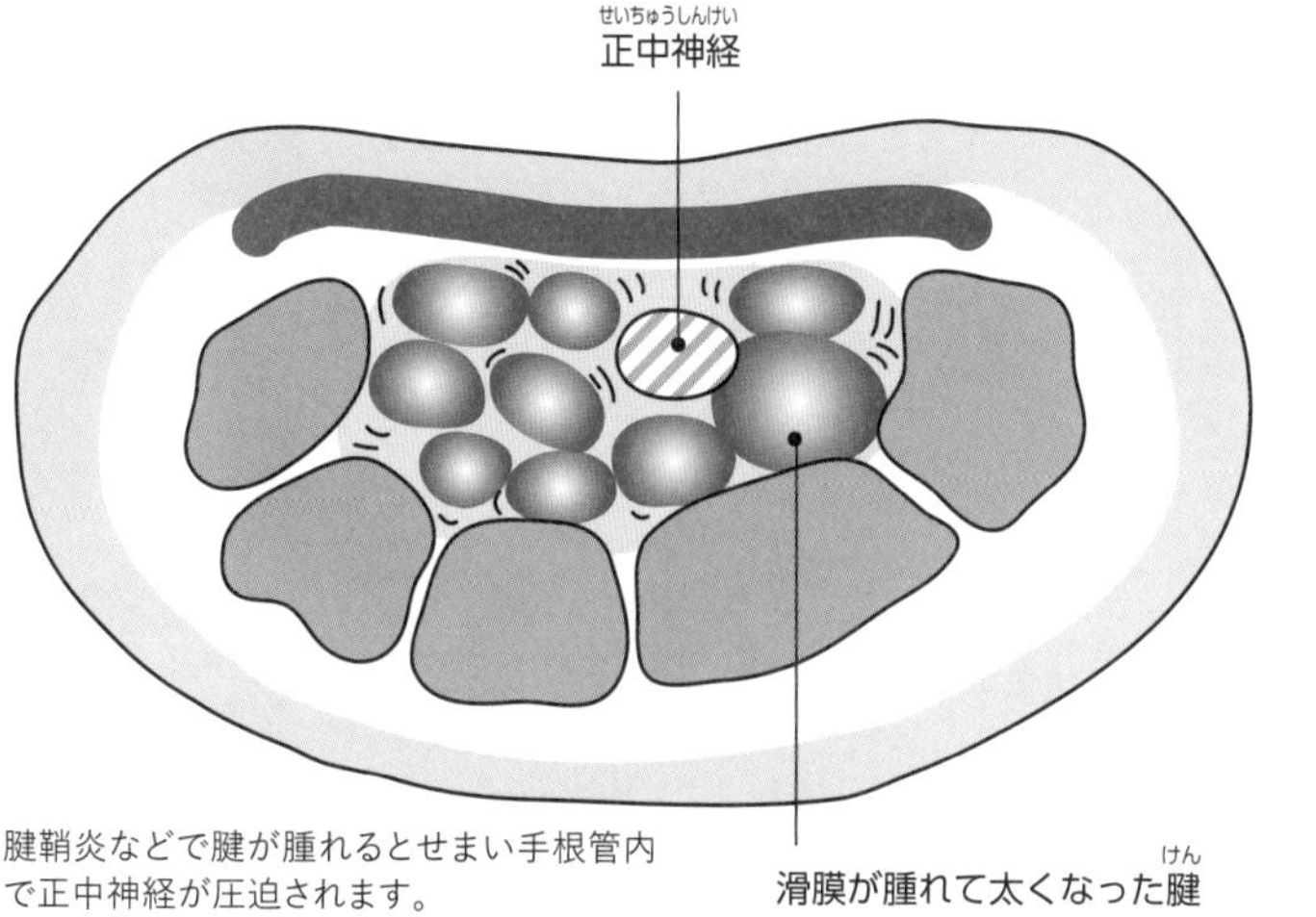
正中神経《せいちゅうしんけい》
滑膜が腫れて太くなった腱《けん》

腱鞘炎などで腱が腫れるとせまい手根管内で正中神経が圧迫されます。

できなくなる「ばね指」へと進行することもあります（40ページ参照）。

指の腱鞘炎で、摩擦が生じた箇所だけでなく腱全体が太く腫れてしまうことがあります。**せまい手根管の中で9本の腱のうちいずれかが太くなってしまうと、トンネルがさらにせまくなり、正中神経が圧迫され、手根管症候群を合併する**ことになります。

指の腱鞘炎の原因について、日本手外科学会は「明らかではない」としていますが、以前は「指の使いすぎ」といわれていました。私はそうではなく、かたよった使い方と、それを緩和するメンテナンスが不足しているのが主な原因だと考えています。

15 手首が不調の原因となるメカニズム③ 靱帯の腫れによる正中神経の圧迫

手の運動不足により関節の動かし方が屈曲・回内にかたよると、靱帯にも変化が表れることがあります。

手根管のてのひら側は、**屈筋支帯という靱帯**によって閉じられていますが、この屈筋支帯が腫れて分厚くなるのです。屈筋支帯が分厚くなると、せまい手根管がさらにせまくなり、正中神経が圧迫され、手のしびれと、首・肩の痛みを生じます。屈筋支帯が腫れるしくみはくわしくわかっていませんが、48ページで説明した腱鞘炎による腱の腫れと、屈筋支帯の腫れが両方生じるケースもめずらしくありません。

屈筋支帯が分厚くなる現象は、手の運動不足によるほかに、妊娠中や授乳中の女性、また40歳以上の女性に多く発現します。

妊娠・授乳期間は一時的なものですから、授乳期が過ぎれば多くは治ります。**40歳以上**

屈筋支帯の肥厚

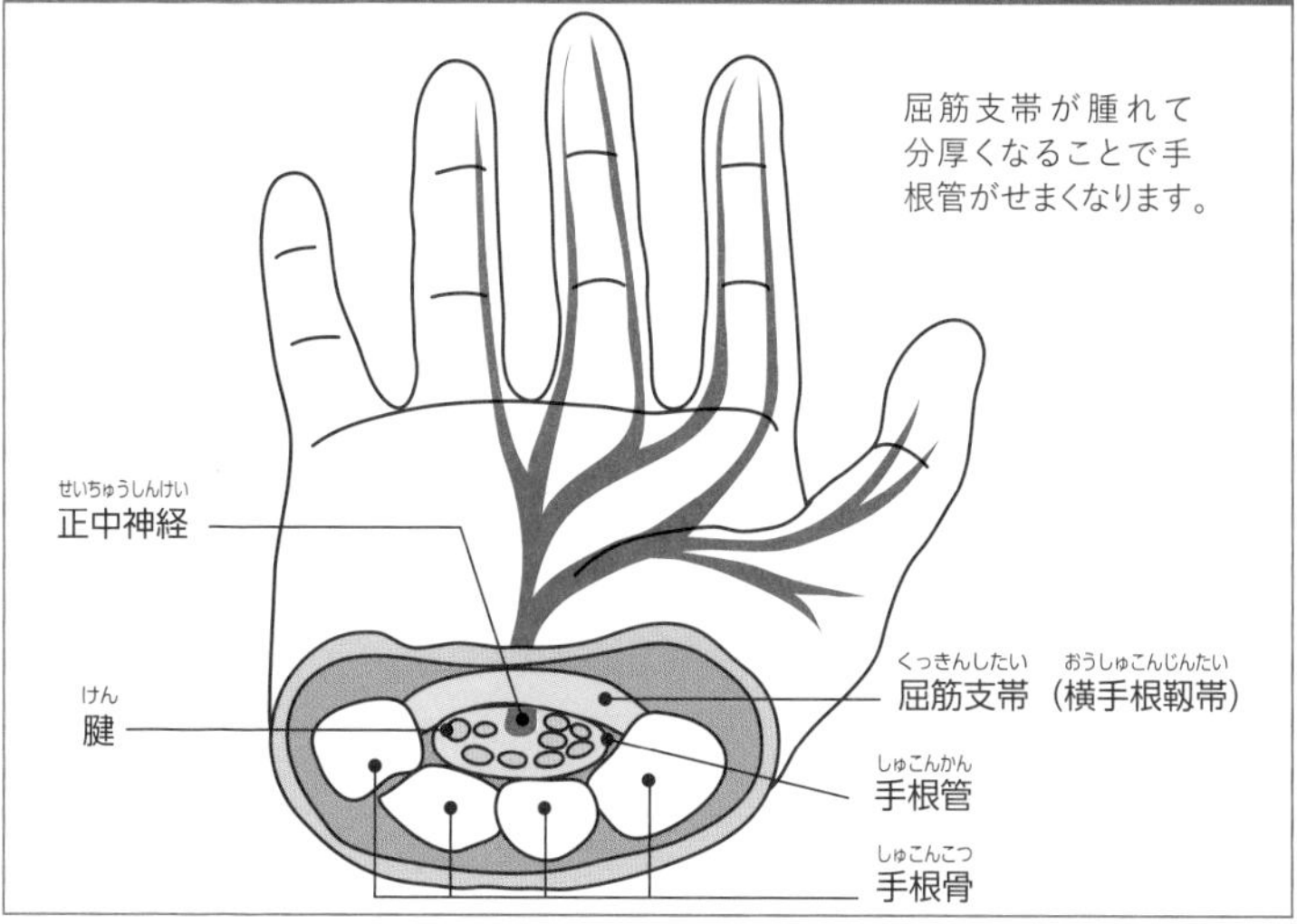
屈筋支帯が腫れて
分厚くなることで手
根管がせまくなります。
正中神経《せいちゅうしんけい》
腱《けん》
屈筋支帯《くっきんしたい》（横手根靱帯《おうしゅこんじんたい》）
手根管《しゅこんかん》
手根骨《しゅこんこつ》

の女性の場合は、分厚くなった屈筋支帯が自然に治ることはありません。ホルモンバランスの変化が影響を与えていると考えられますが、やはりくわしいしくみはわかっていません。

ほかにも、骨折などのケガや、手首に過度な重さを負わせることで、屈筋支帯が腫れるケースがあることが知られています。

屈筋支帯が分厚くなったままでも、のちに紹介するストレッチによって症状の改善が期待できます。

また、手根管症候群は比較的簡単な手術で治すこともできますので、絶望することはありません。

16

手首が不調の原因となるメカニズム④ ドケルバン病と手根管症候群の合併

上肢には、真ん中の正中神経、親指背面の橈骨神経、小指側面の尺骨神経と大きく3本の神経が通っています。

有病率では正中神経の神経障害である手根管症候群が圧倒的に多いのですが、橈骨神経や尺骨神経がダメージを受けるケースも存在します。

「ドケルバン病」は代表的な橈骨神経領域の障害で、手根管症候群と同じように首や肩の痛みの原因になる手首のトラブルです。

ドケルバン病は、手首の親指側にある腱鞘（手背第一コンパートメントと呼ばれます）と、そこを通過する2本の腱（短《たん》母《ぼ》指《し》伸《しん》筋《きん》腱《けん》・長《ちょう》母《ぼ》指《し》外《がい》転《てん》筋《きん》腱《けん》）に摩擦が生じて、それによって炎症（腱鞘炎）が起こった状態をいいます。腱鞘の部分で腱が円滑に動けなくなり、手首の親指側が痛み、腫れます。親指を動かすと強く痛みます。

ドケルバン病

腱鞘が分厚くなったり、摩擦で腱の表面が傷んだりして炎症が生じます。さらにそれが刺激となって悪循環になります。

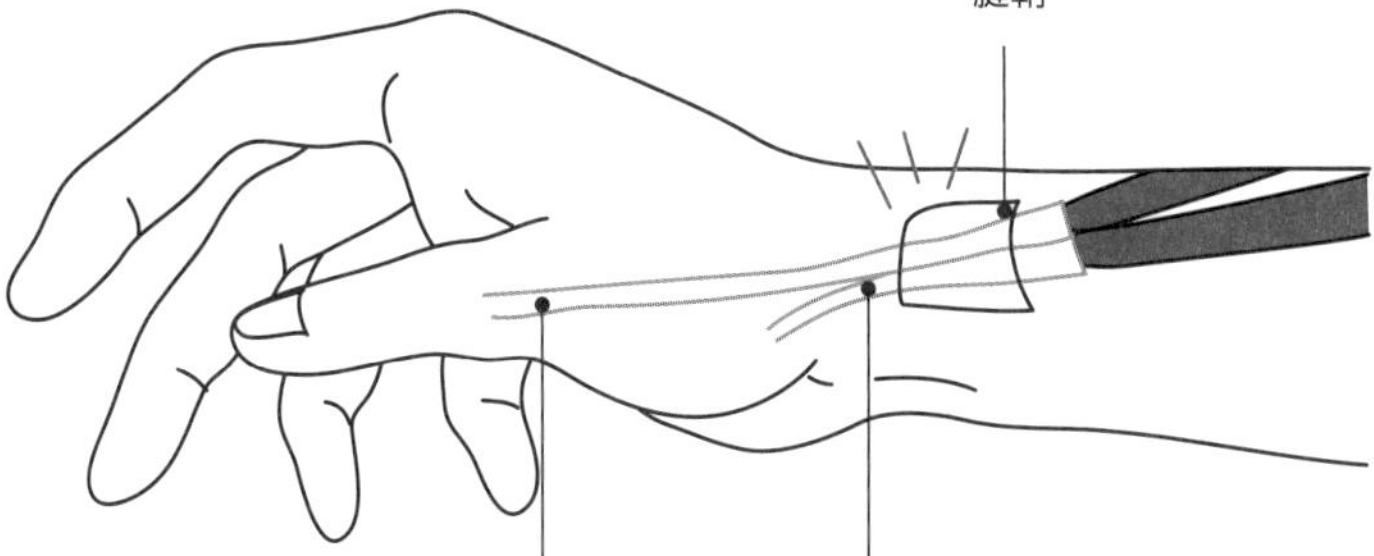

最近、この病気が「スマホ病」のひとつとして注目されているようです。**スマホを片手で持ち、親指でフリック入力するのは負担がかかる**ため、長時間つづけないようにしたほうがいいでしょう。

親指を激しく使う人、ゴルフクラブやバット、ラケットのように握る道具を使うアスリートに多くみられます。手根管症候群と同じように、妊娠中や授乳中の女性、40歳以上の女性も多く発症します。

このようにドケルバン病は、手根管症候群に似た部分のある病気で、実際、ドケルバン病と手根管症候群は合併しやすいことがわかっています。

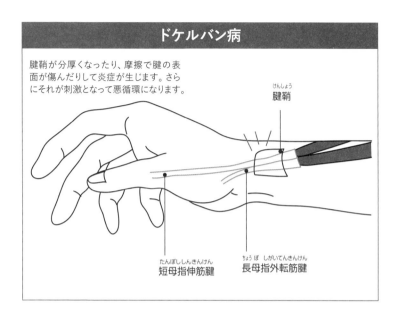

17 痛みやコリを放置すると老化が早まる

ここまで、首・肩の痛みの原因が手首にあり、上肢を通っている正中神経のダメージによってもたらされていることを説明してきました。また、手首のトラブルの原因が、「上肢の使い方」にあることなどを説明してきました。神経や腱の名前など専門的な用語も多く、難しく感じたかもしれません。

では、そうした首・肩の痛みをもたらす原因に向き合わず放置していると、将来的にどのような経過をたどることになるのでしょうか。

おさらいになりますが、手首（手根管）で正中神経が圧迫されると、上流にあたる肩や首では痛みを感じます。症状が悪くなるにしたがって痛みも強くなっていき、やがて痛すぎて動かせないほどになっていきます。

これは別におどしでも何でもなく、現実にそういう患者さんが多くいらっしゃるということです。

さらに悪化すると、不思議な現象が起こります。動かそうと思ってもまったく動かなくなってしまうのです。これは、**痛みの信号を受け取る脳が「動かすな」という指令を出しているため、体がいうことを聞かない**というイメージです。

こうなると、首が固まったようになり回らない、横を向けない。肩が固まったようになり腕が上がらないといったことが起こります。

一方、手首（手根管）で正中神経が圧迫されると、下流である手や指ではしびれが発生します。しびれがひどくなると、だんだん感覚がなくなり、親指と他の指を使って「つまむ」とか、手の指を大きく広げるといった細かい動作ができなくなります。さらには、力が入らなくなるため握れなくなり、やがて指が動かなくなり、まひしていきます。

そもそもなぜ手首にダメージが現れるのか、その大きな原因のひとつは、上肢の屈曲・回内拘縮、つまり手や腕の関節を曲げたり、縮めたりする方向にばかり使って、伸ばしたり、広げたりする方向に使わなかったことです。

「動かさないなら動かさないなりに生きていける」デスクワークが中心の現代社会は、屈曲と回内だけでも生活できてしまうのかもしれません。

しかし、それをつづけることで、首や肩を動かすと痛みを感じるようになり、やがて動かしたくても動かなくなってしまい、手や指の感覚がなくなってしまうのです。

さて、「生活できてしまう」とは言いましたが、首や肩の痛みが強くなり、動かすことが難しくなってしまうと、いいことは何もありません。

できることが制限され、精神的にも消極的になり、ふさぎがちになります。多くの症例を診てきた経験から、あえて「**老化が早まる**」と表現するのが相応しいように思います。

老いることは必ずしも悲しむべきことではありませんが、自分が望まないスピードで老化するのは避けたいところです。手首が原因の神経障害になってしまうと、心身の老化が進み、ほかに疾患がないのに寝たきりに近い状態になってしまうことさえあります。

本書では、これからやれることをお知らせしていきますので安心してください。一気に老化してしまう道を選ばず、できる範囲であらがいながら、心穏やかに老いていく道を選んでいただけたらと思います。

ひどくなると起こる症状

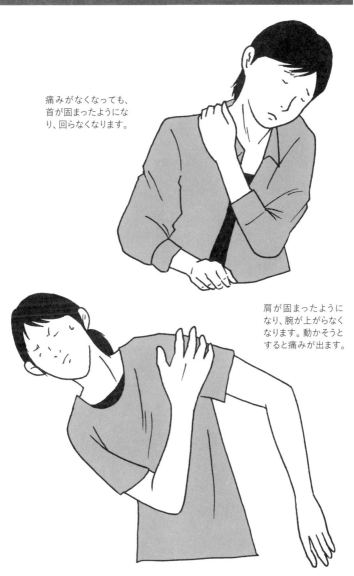

痛みがなくなっても、
首が固まったようにな
り、回らなくなります。

肩が固まったように
なり、腕が上がらなく
なります。動かそうと
すると痛みが出ます。

18 手外科の医師は首や肩の痛みと聞けば手首もチェックする

手根管症候群は非常に患者さんの多い疾患であり、どこの整形外科でも手術が受けられると言っても過言ではありません。それだけよく知られた病気なのに、手根管症候群が原因で首や肩に痛みが出るという事実は一般的ではありません。

その理由は次の項で述べますが、整形外科は守備範囲が広い分野なので、手を専門にしている人以外には、あまり重要視されていないというのが実情です。

とはいえ、まったく知られていないというわけではありません。日本だけでなく世界中に手を専門とする手外科の医師がたくさんいます。彼らにとっては、手根管症候群による首痛、肩痛はごくあたりまえのことです。

世界的にも手根管症候群（CTS＝carpal tunnel syndrome）と肩痛に関する論文は古くから存在しています。

首や肩の痛みに関する論文

発表年	発表者	テーマ
1953	M.Kremer	肩痛患者の多くがCTS手術後に早期改善した（Lancet誌）
1960	D.Kendall	首、肩の疾患といわれたものの多くはCTSに由来（BMJ誌）
1968	B.Crymble	CTSでは前腕や手よりも首や肩のほうが痛い
1973	B.M.Kummel	11名の肩痛患者にCTS治療で痛み改善。うち2名は動きも改善
1979	G.S.Phalen	CTS384患者のうち15患者で肩関節周囲炎、石灰沈着性腱板炎症状
1987	栢森 良二	肩こり100患者の約半数に電気生理的CTSあり（日本整形外科学会雑誌）
2017	牧 裕	疼痛を主訴とするCTS手術例の20~30%に前腕から肩痛（日本手外科学会雑誌）

たとえば、「ほとんどの首や肩の疾患がCTSに由来している」「11名の肩痛患者にCTS治療をしたところ症状が改善、うち2名は肩の関節可動域（動き）も改善した」という意見があります（BMJ誌1960 "Aetiology, Diagnosis, and Treatment of Paraesthesiae in the Hands"、Clin Orthop Relat Res. 誌1973 "Shoulder pain as the presenting complaint in carpal tunnel syndrome"）。

むしろ、**手外科としての経歴がある医師なら、臨床現場での体験から、肩痛、肩こりと聞いただけでも、手首を疑う**ことを忘れないでしょう。

19 首や肩の痛みは上肢全体の末梢神経を診ることが大事

手首を原因とする首・肩の痛みがあるという私の論説は、現時点で医師の間で多数派を占める考え方ではないため、その患者さんの存在に気づく医師は少ないでしょう。

手外科の世界では、手首における神経圧迫（手根管症候群）が首や肩の痛みをもたらすことはよく知られています。

このことは、昔の論文や教科書にはっきりと書かれています。しかし、過去において常識だった手首が原因で首や肩に痛みが出ることも、手外科を専門とする医師以外はほとんど知りません。なぜその後、忘れ去られてしまったのでしょうか。

医療と技術の進歩が関係すると私は考えます。病気の細分化が進み、昔は存在しなかった画像検査（ＭＲＩ検査や高精度な超音波検査など）が行えるようになり、医師の専門もより細かく分かれていきました。これにより、上肢全体の末梢神経を診ていた手外科医は、主に手や肘を中心に診察するようになりました。

また、末梢神経に触れることが少なかったスポーツ障害などを診ていた医師が、首や肩の痛みにMRIや超音波検査を行うようになりました。結果として、手首が原因で起こる首や肩の痛みを知らない医師が増えてしまったのです。

手外科医は手や肘だけを診るようになり、残念ながら上肢全体の末梢神経を診るという専門性を持った医師はほとんどいないといっていいでしょう。

私は手外科医として臨床現場にいたのと同時に、末梢神経の障害についての研究を行っていたため、「昔の常識」に出会うことができました。たまたま気づける環境にいたのです。そのおかげで、**手根管症候群の治療によって首や肩の痛みに悩む患者さんの症状を改善**したり、**足首の治療によって、腰やお尻の坐骨神経痛の症状を改善**したりすることができました。

世の中には、検査しても原因がわからないと困っている患者さんがたくさんいます。私は、一刻も早くこの知見を広めるため、論文を書いて医学界に公表し、セミナーなどを開催して情報発信をつづけています。本書を書いた動機もそれに尽きます。

20 手根管症候群は神経ブロック注射や手術でも治療できる

本書では、このあと上肢のメンテナンス方法や生活での工夫などを紹介して、手首が原因の首・肩の痛みを改善する方法を提案していきます。

しかし、すでに症状が強いようであれば、もう一歩進んだ病院での治療が必要になります。主な治療としては装具療法、ブロック療法、手術があります。

装具療法では、サポーターなどを使って極力安静を保ちます。必要に応じて痛み止めの薬を服用します。ごく軽症の場合は、軽快が期待できますが、すでに神経のダメージが大きい場合は、次の段階へ進むべきです。

ブロック療法とは、**痛みが出ている神経の近くに局所麻酔薬をピンポイントで注射して、興奮する神経を鎮《しず》める**ことで、脳に痛みの信号が伝わるのを一時的にブロックします。局所麻酔薬に炎症を抑えるステロイド薬を混合することもあります。即効性があり、多くの

神経ブロック注射

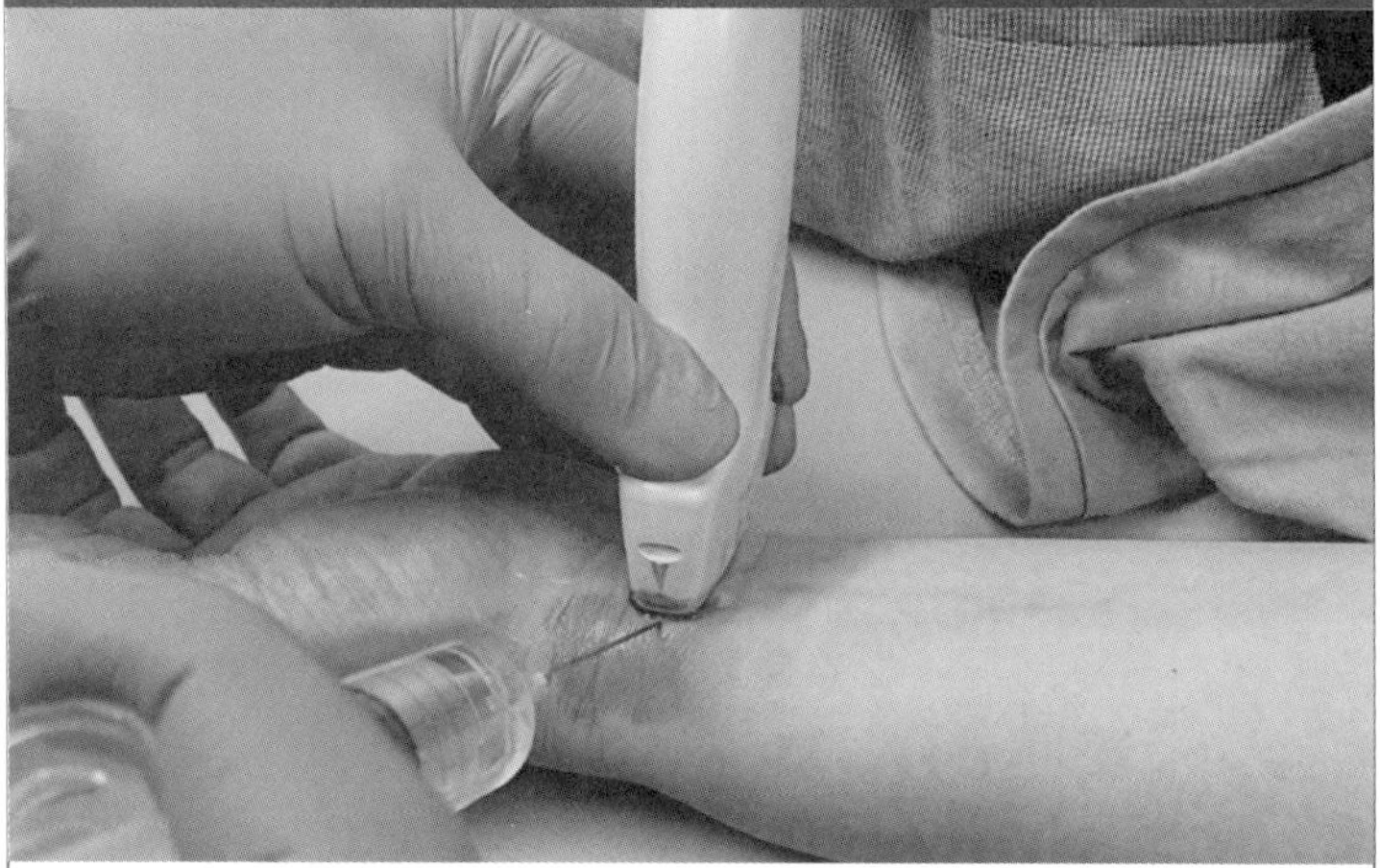

エコー（超音波）機器で血管や腱、神経を確認しながら、注射針でピンポイントに薬液を注射します。

場合1回の注射で症状を抑えます。

ただし、ブロック療法は対症療法であり、根本的な治療ではありません。

一方、手根管症候群を根本的に治療するもっとも有効な手段は手術です。現在、主流となっているのは、てのひらの下部を切開し、屈筋支帯を切離し、正中神経への圧迫を解除する手術です。

これはひとつの考え方ですが、**神経ブロック注射で症状が軽減したのであれば、手術によって根本的な解決を目指す**のもいい選択だと思います。

神経ブロック注射が効いたということは、狙って打ったその場所が痛みの原因箇所と特定できたということですから、これは根本治療のチャンス到来です。

最近の手術では、開口部をより小さくするのが患者さんのニーズにあっているとされています。「低侵襲《ていしんしゅう》」という呼び方をします。

しかし、私は低侵襲であればあるほどすばらしいとは思いません。どんなに傷口が小さくても手術は手術なのですから、やるのであれば、治療効果の高さと、根本的な問題解決に到達するまでの早さを優先すべきだと考えます。

私が患者さんにおすすめしているのは、**屈筋支帯の切離で圧迫を取り除くことに加えて、腫れている神経の周辺をクリーニングして、通り道を確保する手術**です。傷口は多少大きくなりますが、症状が改善しやすく、満足度も格段に上がります。

ここで忘れてならないのは、ブロック療法や手術をして症状が改善しても、原因を絶たなければ再発する危険があるということです。ところが現時点で、女性ホルモンの変化以外は「原因はよくわからない」とされています。

私は、かたよった上肢の使い方が原因と考えており、後述する手首ほぐし（ストレッチ）をつづけることでメンテナンスを行い、再発防止につなげることをおすすめします。

手根管症候群の手術

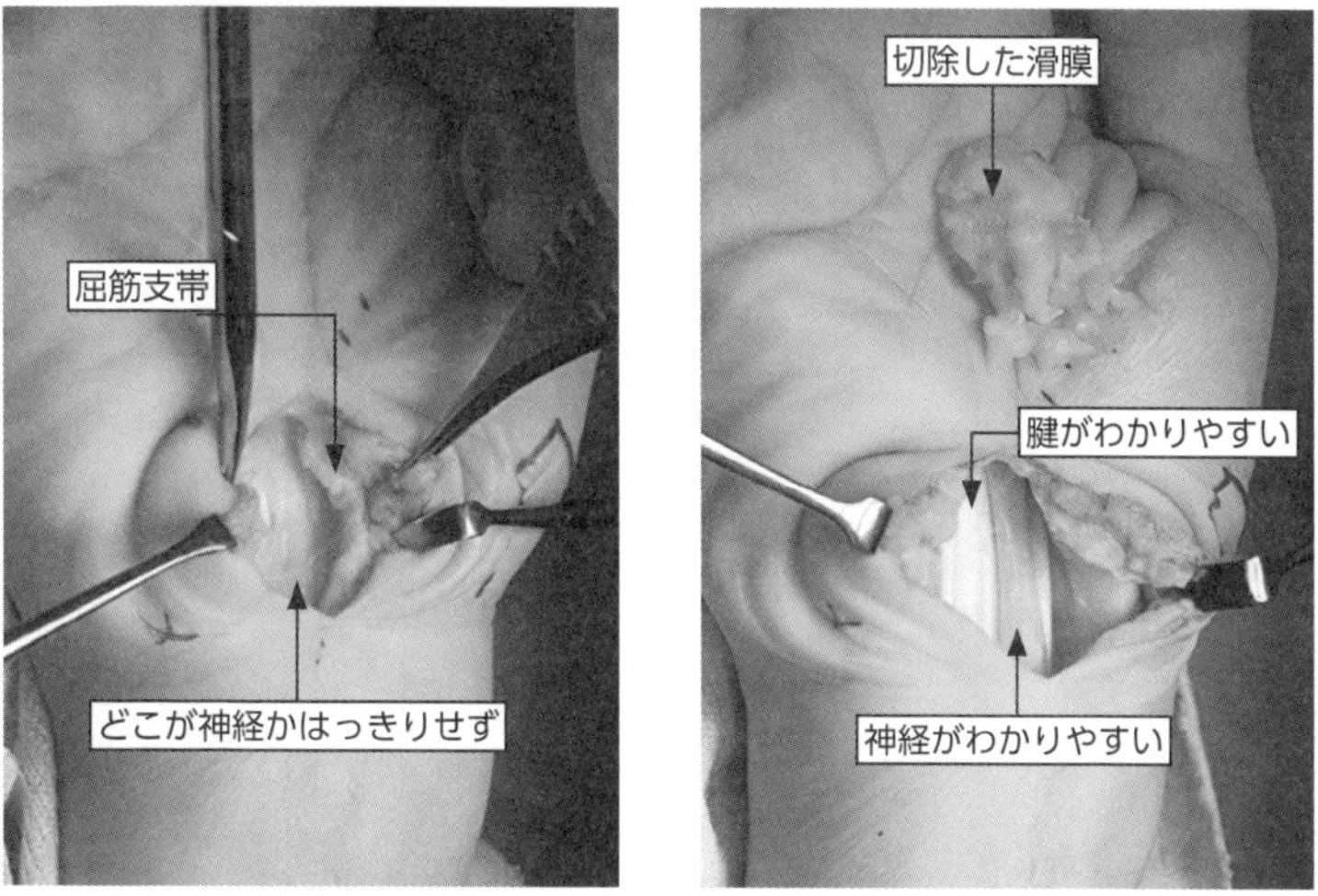
屈筋支帯
どこが神経かはっきりせず
切除した滑膜
腱がわかりやすい
神経がわかりやすい

屈筋支帯を切っただけでは、神経と腱の癒着は残り、屈曲・回内拘縮は残りますが、神経周囲のクリーニング（腱の滑膜の除去）を行うと、手指の動きはよくなり、神経もより除圧されます。

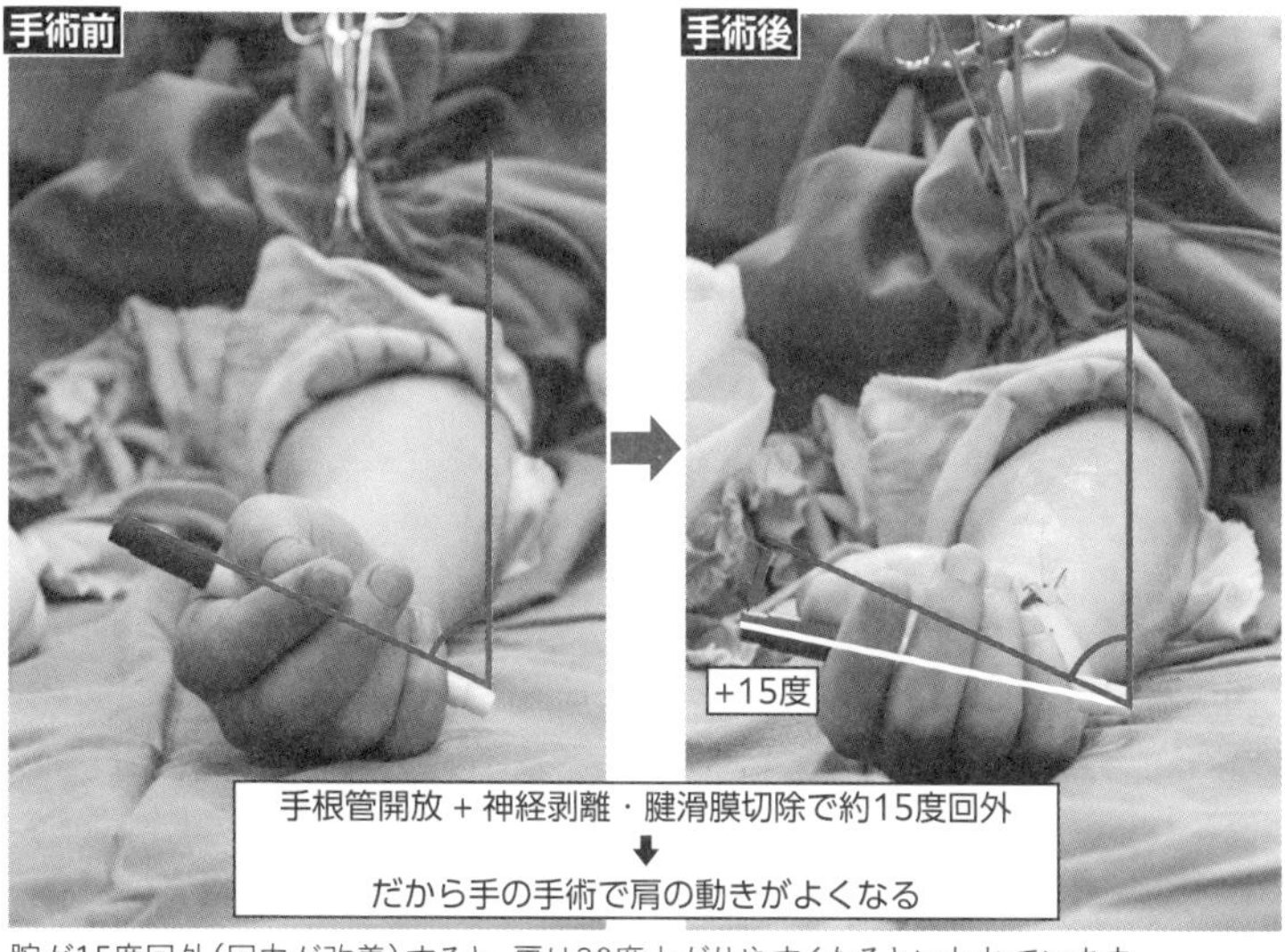
手術前
手術後
+15度
手根管開放 + 神経剥離・腱滑膜切除で約15度回外
だから手の手術で肩の動きがよくなる

腕が15度回外（回内が改善）すると、肩は30度上がりやすくなるといわれています。

21 整体やマッサージよりもまず受診を

大前提として首・肩の痛みの治療は、整形外科医の専門領域ですので、不調を感じた場合、まずは病院での受診をおすすめします。

巷には、病院やクリニック以外にも症状の改善をうたって営業しているお店があります。肩こりの症状改善をかかげるカイロプラクティックや整体もそうです。ただし、日本ではカイロプラクティックや整体師の国家資格はありませんので、誰でも名乗り、施術することができてしまいます。

注意したいのは「○○はがし」などとうたっているところ。**手術以外に、神経の癒着をはがして痛みを改善する方法はありません**。わかりやすい表現ですが、不正確です。

厚生労働省からは、明確に診断がついている傷病については、カイロプラクティック療法の対象とするのは適当ではないとされています。強い力をかけるものもあり、症状を悪

国家資格の有無と施術内容

	病院整形外科	病院リハビリテーション	接骨院・整骨院	鍼灸院・あんま	カイロプラクティック・整体院
国家資格	あり（医師）	あり（作業療法士、理学療法士）	あり（柔道整復師）	あり（はり師・きゅう師・あんまマッサージ指圧師）	なし
内容	検査・診断、治療指示、治療（投薬・手術）など	医師の指示に基づく運動療法、物理療法などのリハビリ治療	急性外傷の整復・固定、機能訓練	鍼と灸、マッサージ	リラクゼーションなど

くしてしまう可能性があるからです。

鍼灸治療は、国家資格を持つ鍼灸師が行う治療です。ＷＨＯ（世界保健機関）からも効果が認められています。たしかな技術を持つ有資格者であれば、痛みの軽減や血行促進などの効果が期待できます。

柔道整復師も国家資格が必要な医療職です。専門は捻挫や脱臼といった急性期の治療です。とくにスポーツによるケガの治療を得意としていて、温熱療法や超音波療法の機器を備えている治療院も多いようです。

首・肩の痛みは、患部に強い力をかけたり、もんだりすると、より悪化する危険があることを覚えておきましょう。

Part1

まとめ

- ▶手首が原因の首や肩の痛み・コリがある。
- ▶指や手首を曲げるばかりで意識的に伸ばさないために、手根管症候群になる。
- ▶首痛・肩痛は日本の国民病。肩こりに悩む人は1000万人以上。
- ▶手根管症候群は女性の有病率が男性の2〜3倍にのぼる。
- ▶手根管症候群の治療法は装具療法、ブロック療法、手術がある。
- ▶カイロプラクティック、整体、マッサージは、医師に相談してから。

Part 2

実践編

手首ほぐしで首や肩の痛み・コリをスッキリ改善

22 手首をほぐして、首痛・肩痛を改善しよう

Part2では、手首を原因とする首痛・肩痛の具体的な改善策を紹介します。メインとなるのは、**「首痛・肩痛を改善するためには、手首ほぐし、腕のストレッチが必要」**ということです。

大切なことですので、その意味するところを復習します。

問題となるのは、手首にあるトンネル部分（手根管）です。手根管は、手根骨と屈筋支帯（靭帯）に囲まれたせまい部分で、その中を9本の腱と正中神経が密集して通っています。なんらかの理由で、手根管を通る腱や、手根管を構成する屈筋支帯が腫れると、ぎゅうぎゅう詰め状態（「コリ」と表現してもいいでしょう）がひどくなり、正中神経が圧迫されます。そのダメージが、首や肩で痛みとなって現れます。

首や肩の痛みを軽減するには、手根管のぎゅうぎゅう詰めをほぐしてやればいいのです。

では、手首のコリが生じる理由はなんなのか。ひとつはホルモンバランスの変化、そしてもうひとつの理由が、上肢を屈曲や回内ばかりさせることによって起こる関節の拘縮(屈曲・回内拘縮)です。私は後者のほうが大きい要因だと考えています。

関節には本来動くはずの角度(関節可動域)がありますが、長期間動かさないでいると関節の組織が変化し、関節可動域がせまくなってしまいます。骨、骨を動かす筋肉、筋肉と骨とを結び付ける腱、骨と骨とを結び付ける靱帯などが、柔軟性を失って関節を動きにくくしてしまう。これが拘縮のしくみです。

拘縮の原因は同じ姿勢をとりつづけること。とくにデスクワークでは、指、手首、肘を縮こまらせるように曲げる(屈曲)姿勢と、腕を内側にひねる(回内)姿勢で長い時間を過ごします。「悪いクセ」が手首のコリ、つまりを引き起こしています。

では、この悪癖を改善するためには、どうすればいいでしょうか。

地道な努力が必要とされますが、正反対の「いいクセ」をつけていくしかないというのが私の結論です。

かたよった使い方が問題なのであれば、失われている使い方を補う必要があります。

手首・手指の可動域

1

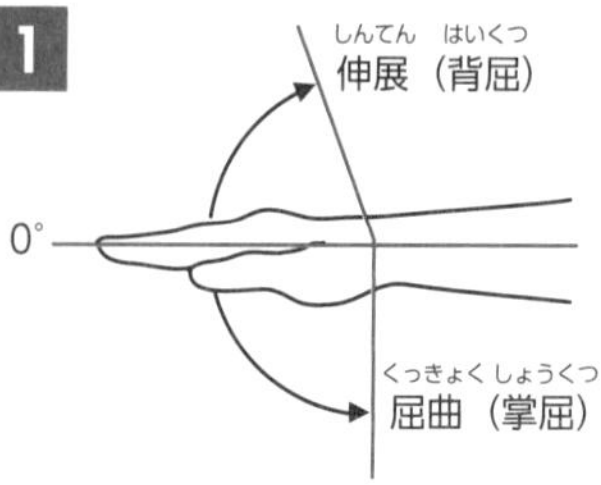
伸展《しんてん》（背屈《はいくつ》）
0°
屈曲《くっきょく》（掌屈《しょうくつ》）

【手関節】伸展0～70°、屈曲0～90°

4

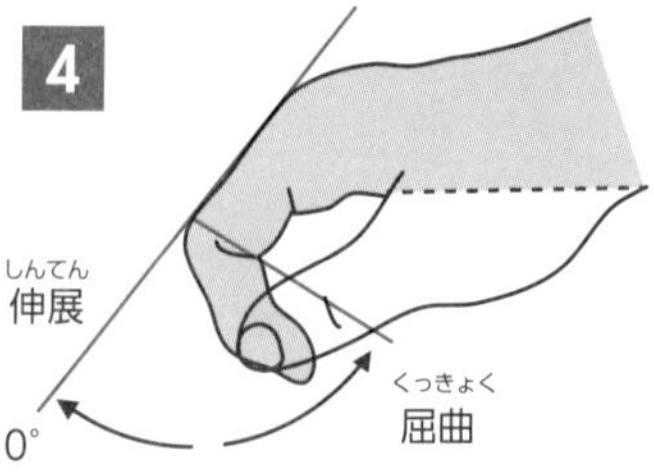
伸展《しんてん》
0°
屈曲《くっきょく》

【PIP関節】伸展0°、屈曲0～100°

2

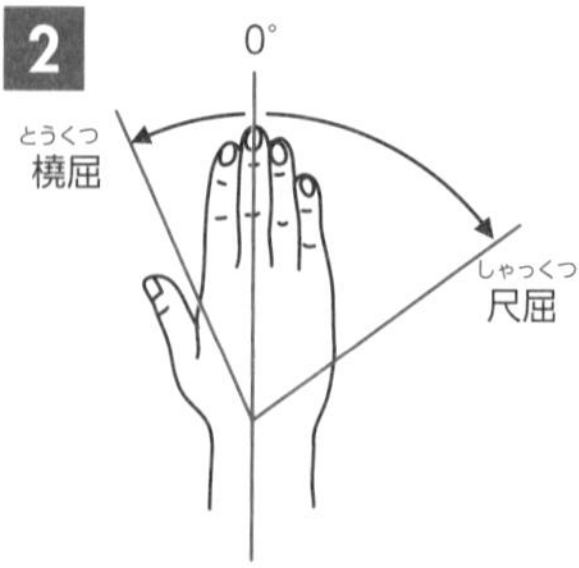
0°
橈屈《とうくつ》
尺屈《しゃっくつ》

【手関節】橈屈0～25°、尺屈0～55°

5

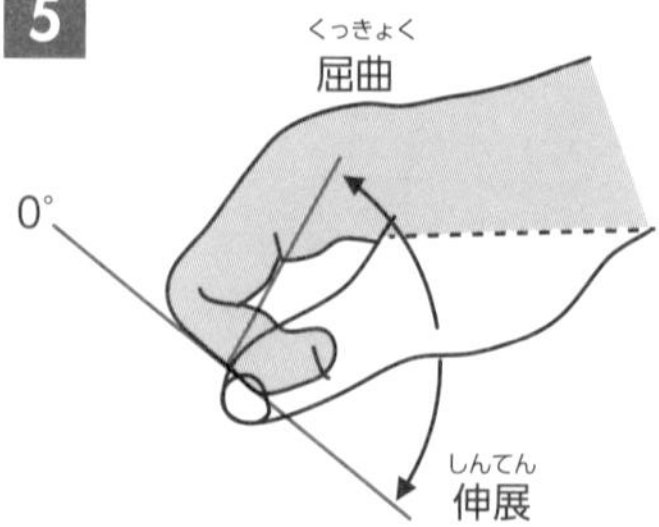
屈曲《くっきょく》
0°
伸展《しんてん》

【DIP関節】伸展0°、屈曲0～80°

3

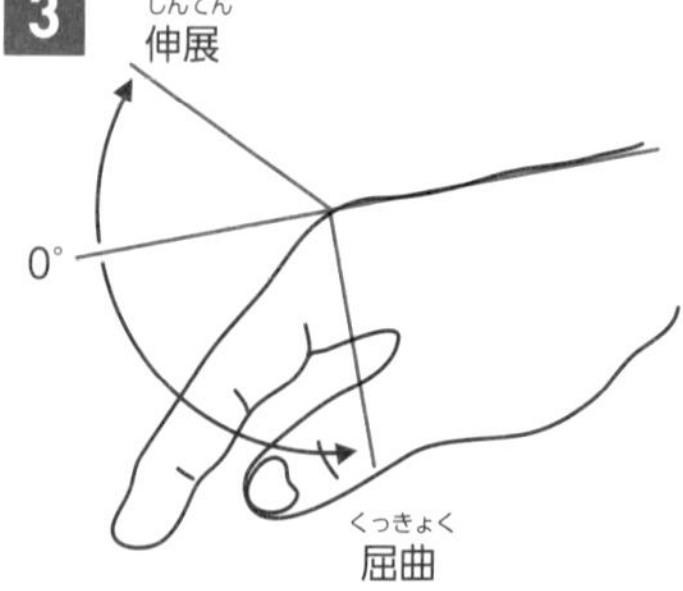
伸展《しんてん》
0°
屈曲《くっきょく》

【MP関節】伸展0～45°、屈曲0～90°

6

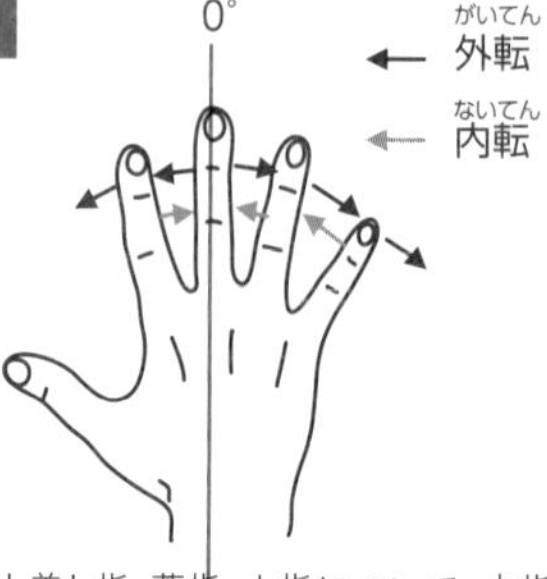
0°
外転《がいてん》
内転《ないてん》

【指】人差し指・薬指・小指について、中指を中心に開く動きが外転、閉じる動きが内転。中指の動きは親指側、小指側がともに外転

私が提案するのは、セルフストレッチ（手首ほぐし・腕のストレッチ）です。具体的には、3つのジャンルで各3つのステップ、合計9つを考案しました。便宜上、3つのジャンルに分けてはいますが、これらはすべて「**伸展・回外運動を積極的に行うことで、屈曲・回内拘縮を緩和させる**」というコンセプトで統一されています。

重症度や、生活スタイルに合わせて、必要な手首ほぐし・腕のストレッチを、必要な分だけやっていけば、かたよった体の使い方は、バランスのいいものへと変化していきます。

手首ほぐし・腕のストレッチを実践することで、屈曲・回内拘縮に端を発する手首のコリはほぐれ、解消されていきます。もっとも根深い悩みである首痛・肩痛の症状も、改善、解消へと向かうことでしょう。

その一方で、ホルモンバランスの変化を原因とする手根管症候群もあり、手首ほぐし・腕のストレッチだけでは解決しないこともあります。

その場合は、手術による治療も重要な選択肢になります。そういった場合、手根管症候群の手術は非常に効果が高いことで知られています。

23 手根管症候群の手術後もセルフストレッチによるケアは重要

手根管症候群の治療には、手術と保存療法（手術以外の治療法）があります。早期に保存療法に取り組むことで、手術を先延ばしにすることができます。手術は非常に効果が高いので、積極的に受けるという考え方もあります。代表的な治療の流れを紹介します。

❶生活習慣の見直し

セルフストレッチを実践し、屈曲・回内拘縮になりがちな生活習慣をあらためます。症状が軽い場合は、セルフストレッチで解決することもあります。

❷装具療法（手首の固定）

重症の場合、就寝中は装具（サポーター）によって手首を固定することをおすすめします。サポーターの選び方や使い方については、のちほど説明します。

❸薬物療法・ブロック療法

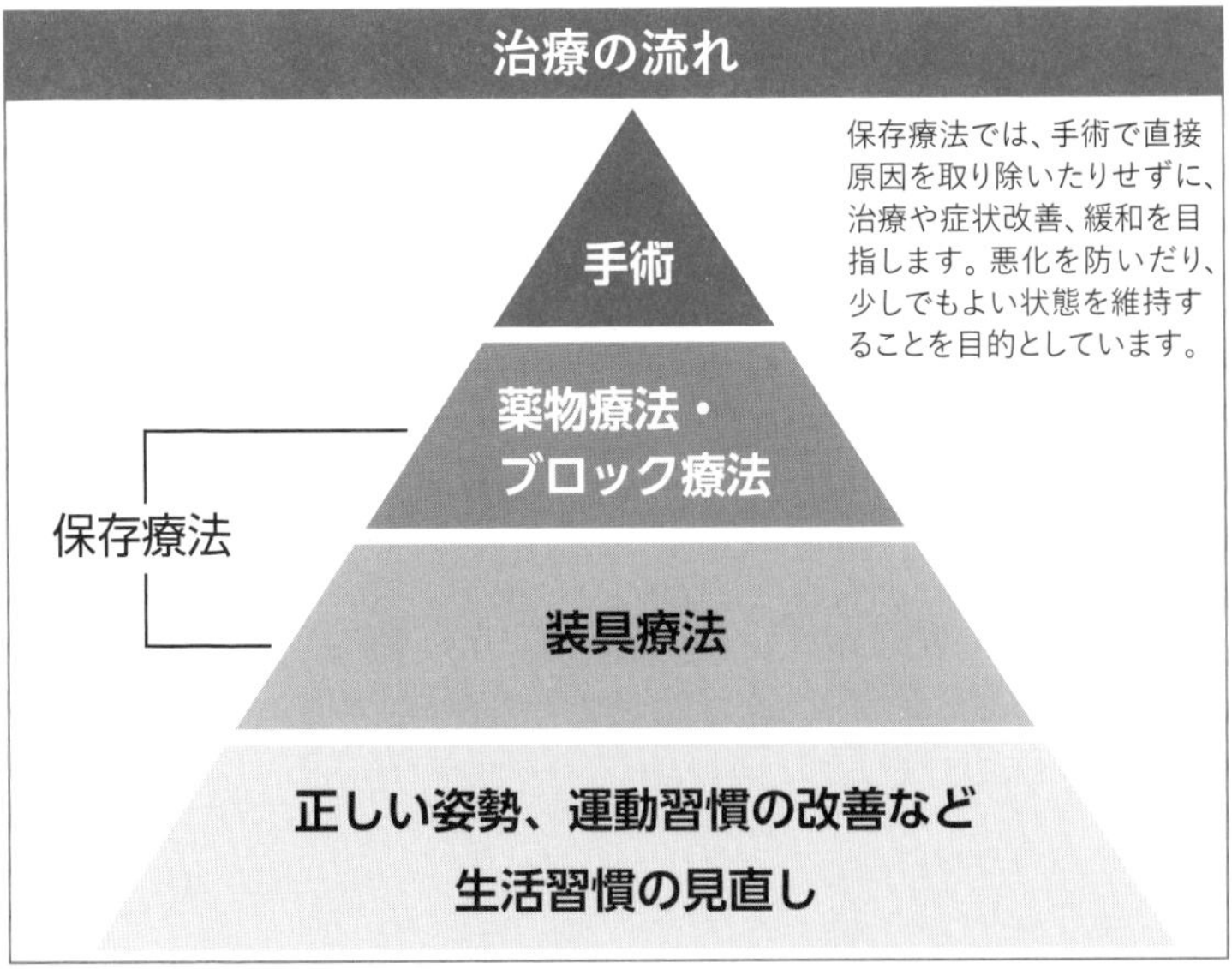
治療の流れ
保存療法では、手術で直接原因を取り除いたりせずに、治療や症状改善、緩和を目指します。悪化を防いだり、少しでもよい状態を維持することを目的としています。
手術
薬物療法・ブロック療法
保存療法
装具療法
正しい姿勢、運動習慣の改善など
生活習慣の見直し

生活の質が低下している場合や、痛みが強い場合には、内服薬による薬物療法が有効です。効果がみられない場合は、神経ブロック注射を検討します。

❹手術

ブロック療法が有効だった場合、手術を行えば、さらに抜本的な改善が見込めます。手根管症候群の手術は、屈筋支帯に切り込みを入れて正中神経の圧迫を取り除くという確立された方法があり、非常に有効です。

ただし、生活習慣が原因だった場合、手術後に同じことをくり返さないよう、手首ほぐし・腕のストレッチやリハビリ通院を継続することが大切です。

24 手首ほぐし・腕のストレッチには優れた効果がある

一般的に「ストレッチ」というと、じわじわと負荷をかけて、関節可動域を広げる柔軟体操を意味します。本書でもほぼそのとおりですが、少し違いもあります。

関節の動きには「屈曲／伸展」「回内／回外」「内転／外転」など、いろいろな種類があり、ふつうの柔軟体操は曲げたり伸ばしたり、すべての動きをカバーしようとします。でも、本書で提案するストレッチは「伸展・回外」に特化しています。

先に述べたように、9つのストレッチは「屈曲・回内拘縮を緩和させる」という統一コンセプトを持っています。そして、全部をやることで最大の効果を発揮します。

厳密にいえば、これから紹介する手首ほぐしのうち、手内筋ストレッチは、柔軟体操というよりは、伸展するための筋力を鍛える「筋力トレーニング」に近いものかもしれません。私は、このユニークな手内筋ストレッチにこだわっています。とくにSTEP3の

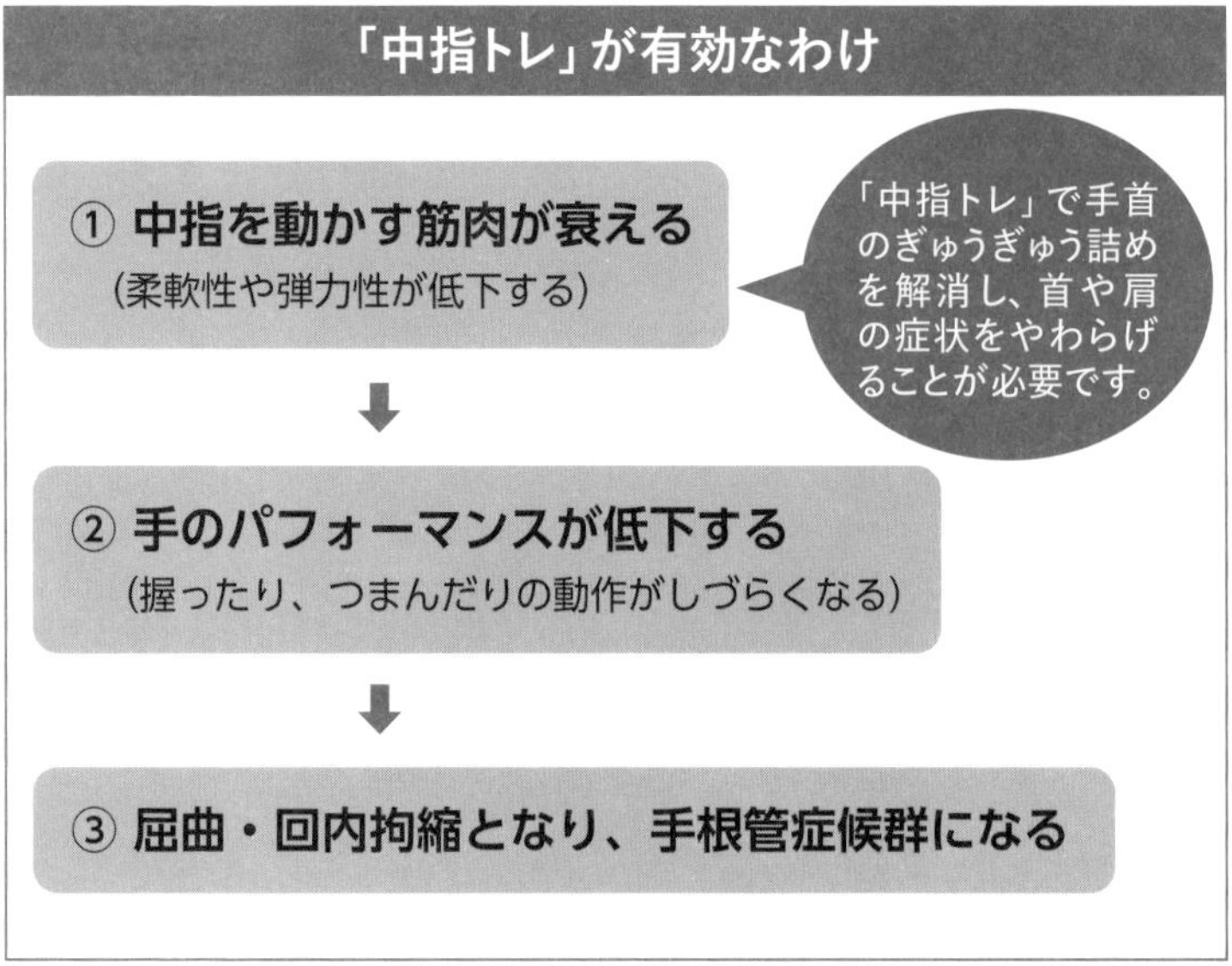
「中指トレ」が有効なわけ
① 中指を動かす筋肉が衰える
（柔軟性や弾力性が低下する）
「中指トレ」で手首のぎゅうぎゅう詰めを解消し、首や肩の症状をやわらげることが必要です。
② 手のパフォーマンスが低下する
（握ったり、つまんだりの動作がしづらくなる）
③ 屈曲・回内拘縮となり、手根管症候群になる

「中指トレ」（84ページ参照）を行うことで首や肩の症状が楽になったというケースを数多く見てきたからです。

そのことから、私は次のような仮説を立てました。

① 中指を動かす筋肉が衰える。
② それによって手のパフォーマンス低下が生じる。
③ そのせいで屈曲・回内拘縮の傾向がもたらされる。

実際の順序はケースバイケースかもしれませんが、上肢をのびのびと伸展させるためには、中指を動かす筋肉を鍛えることが必要不可欠だと私は確信しています。

25 おすすめ！ 3ジャンルのセルフストレッチ

では、いよいよ自分で首痛・肩痛の症状を改善するセルフストレッチに挑戦してみましょう。セルフストレッチは、大きく3つのジャンルに分けることができます。

まずは「**手首ほぐし①手首と指のストレッチ**」。手首のコリをほぐしていきます。

次は「**手首ほぐし②手内筋のストレッチ**」。真っ先に衰えることが多い、中指を左右に動かす筋肉を中心に、ふだんは使わない手の筋肉をほぐしながら強化していきます。

最後は「**腕のストレッチ**」。前腕と上腕の屈曲・回内を緩和させると、首や肩が楽になるのを感じるでしょう。五十肩や首の寝違えの症状緩和に即効性のあるストレッチです。

時間がとれる人は、3ジャンルすべてを毎日つづけてみてください。もしも、毎日時間をとるのが難しいようなら、各ジャンルのSTEP3だけやるのもOK。つづけることに意義があります。

手首と指のストレッチ　STEP1　回外

1 前腕の中央あたりを反対の手で固定します。

2 てのひらを上向きから下向きへゆっくり回転させます。

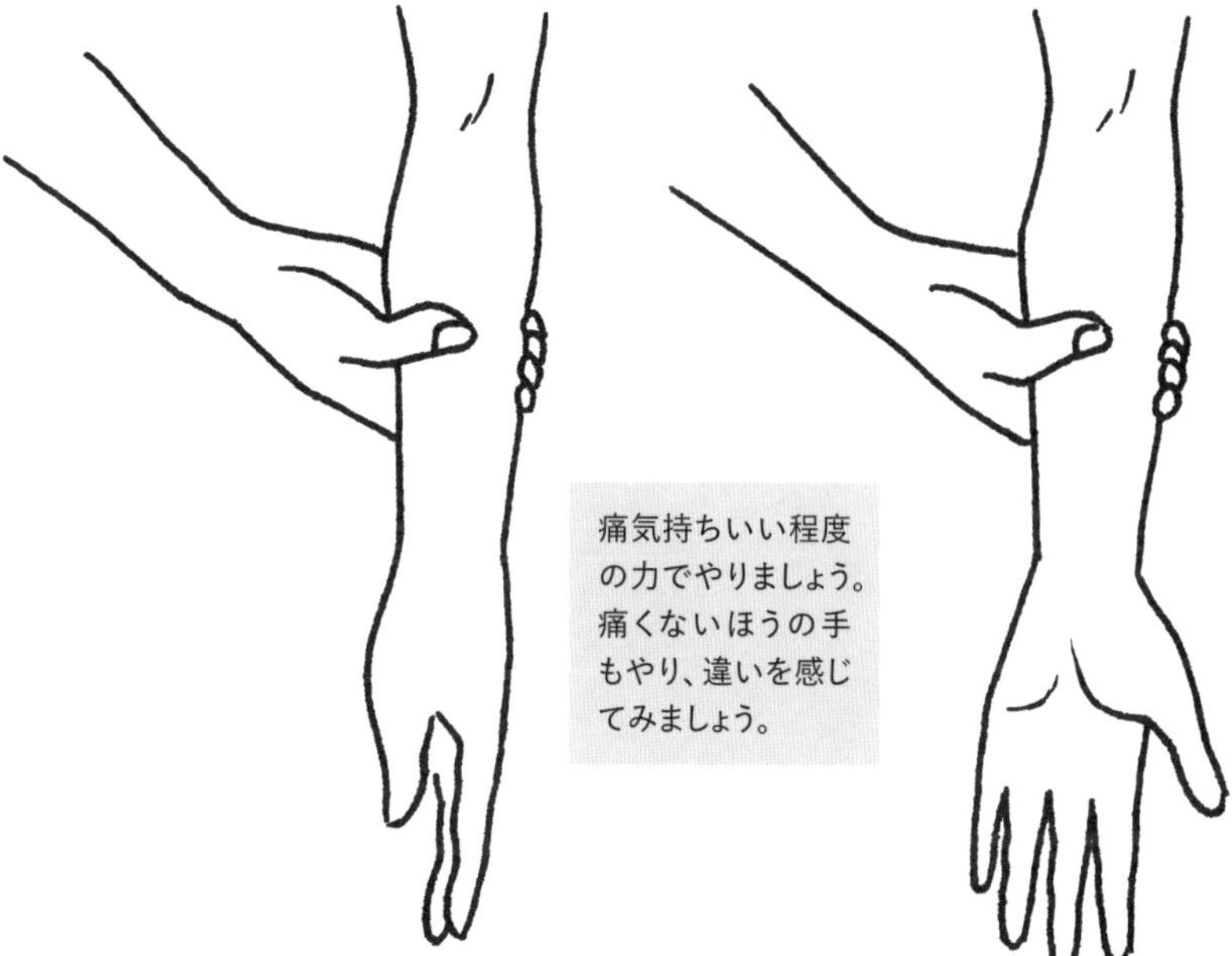

痛気持ちいい程度の力でやりましょう。痛くないほうの手もやり、違いを感じてみましょう。

20回ずつ

反対の手でしっかり固定し、上向きにするときはとくにしっかり行いましょう。

手首と指のストレッチ　STEP2　下伸ばし

1

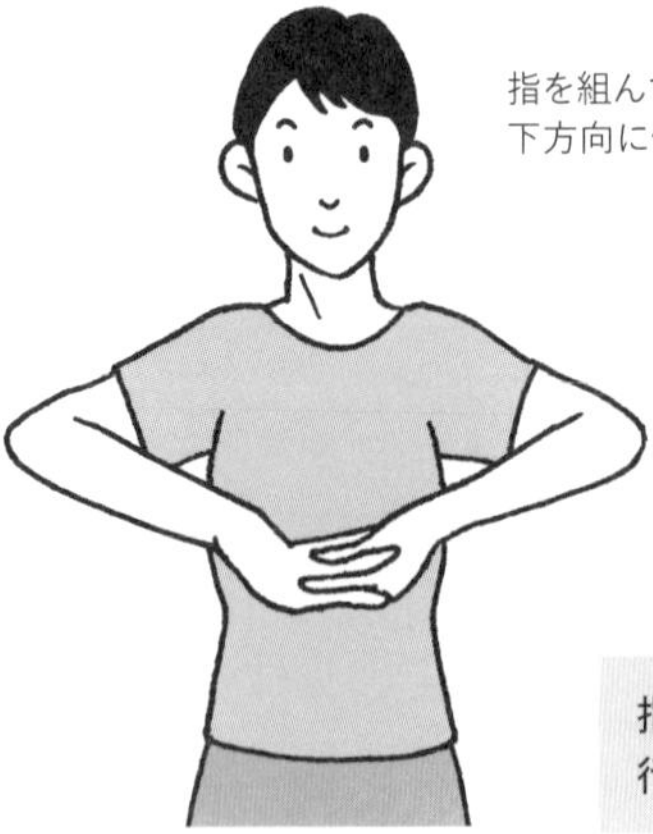

指を組んで、腕をななめ
下方向に伸ばします。

指に意識を向けて
行いましょう。

20秒程度

2

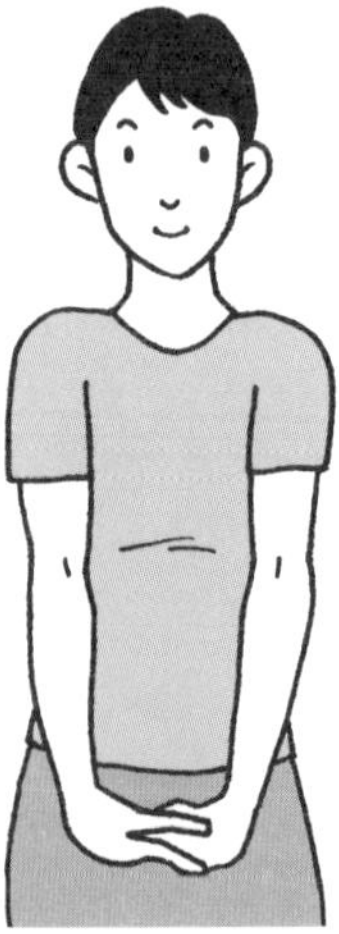

指を反らすのがポイントです。可能なら肘も伸ばしてみましょう。

〈横から〉

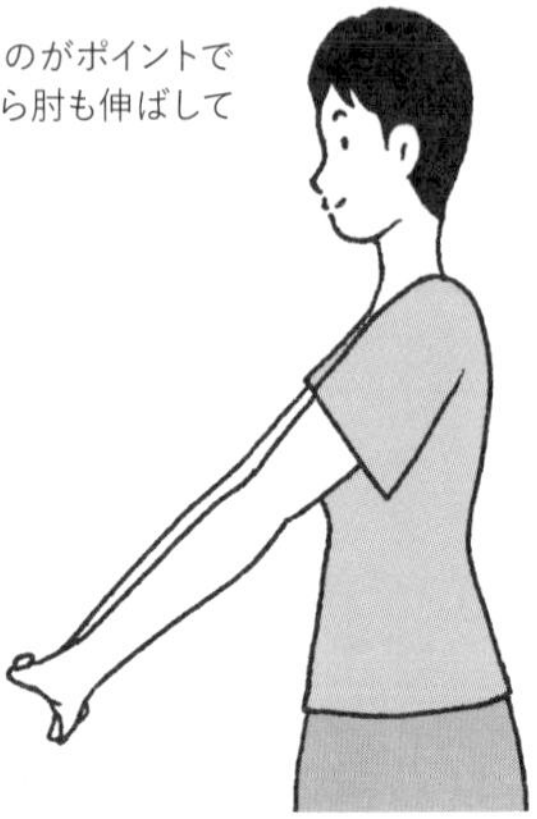

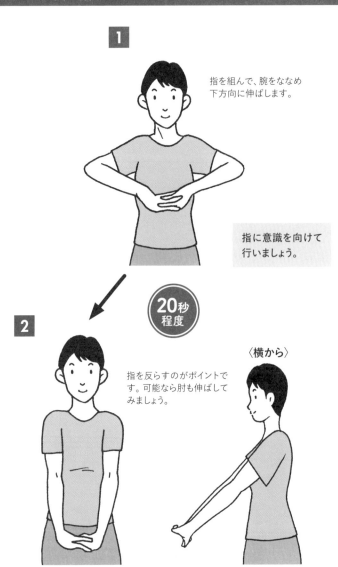

手首と指のストレッチ　STEP3　前伸ばし

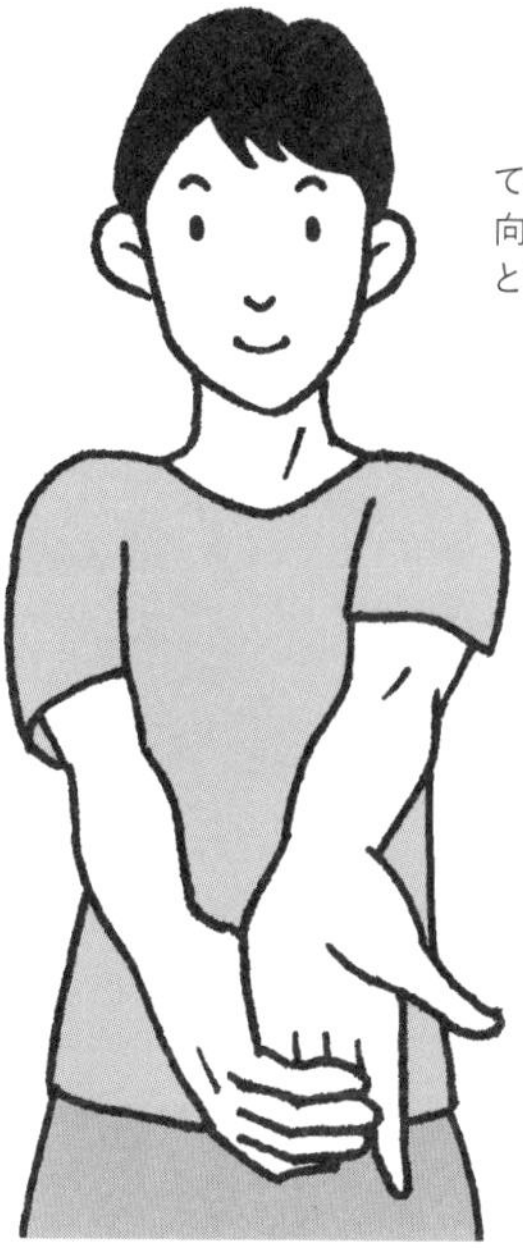

てのひらをしっかり上に
向けて、反対の手で、指
と手首を伸ばします。

伸ばしたときに気持ちいい程度の
力でやりましょう。痛くないほうの
手もやり、違いを感じてみましょう。

〈横から〉

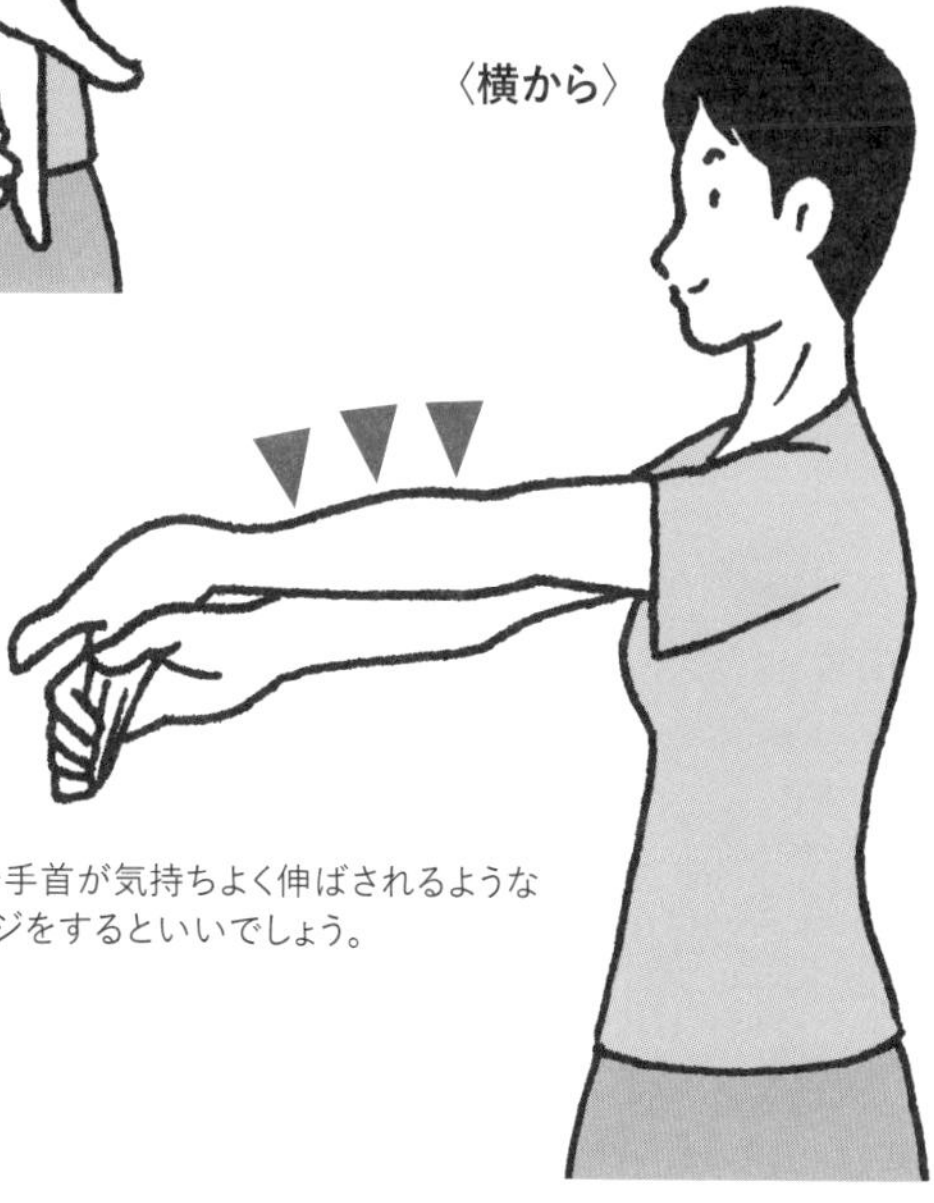

20秒程度

前腕〜手首が気持ちよく伸ばされるような
イメージをするといいでしょう。

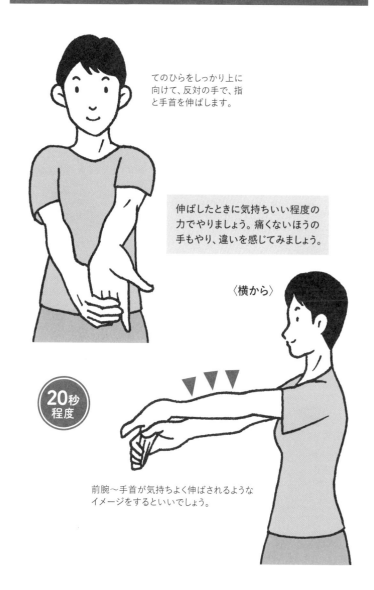

手内筋のストレッチ　STEP1　指反らし

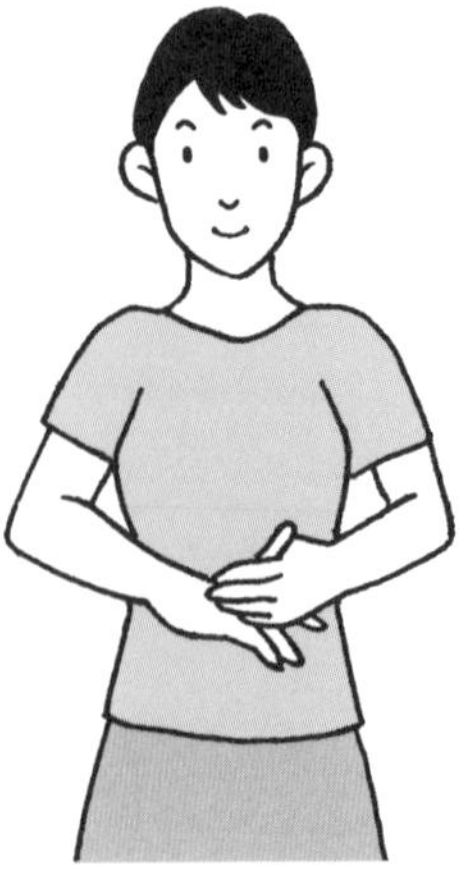

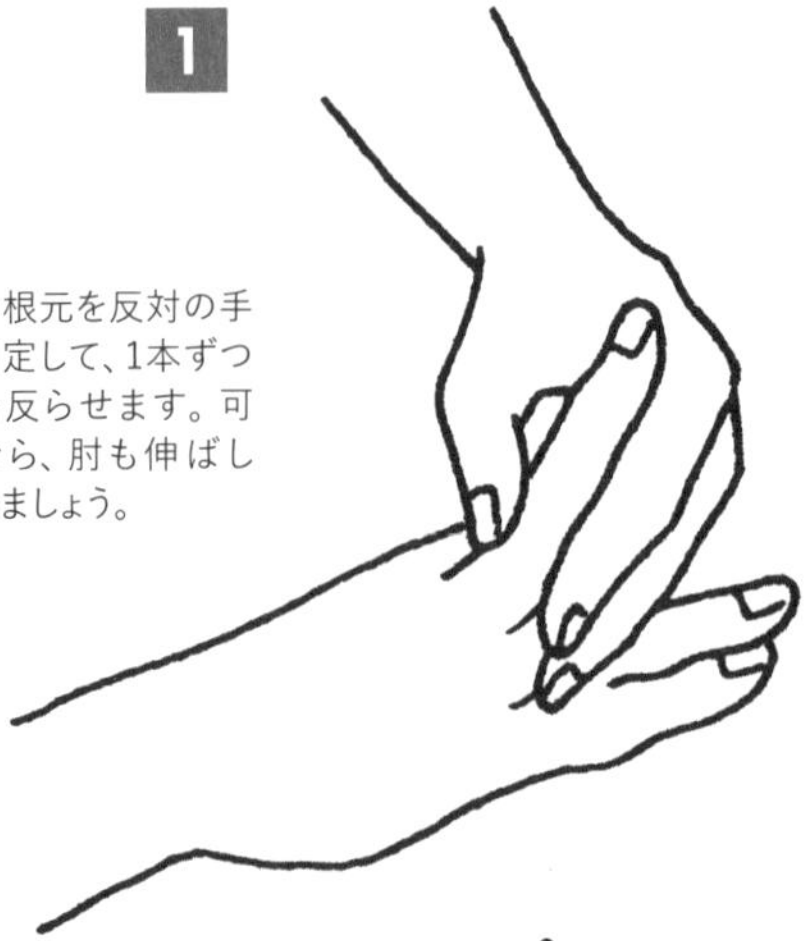

指の根元を反対の手で固定して、1本ずつ指を反らせます。可能なら、肘も伸ばしてみましょう。

伸ばしたときに気持ちいい程度の力でやりましょう。痛くないほうの手もやり、違いを感じてみましょう。

指の根元をしっかり固定して、指の裏側が伸びるのを感じましょう。

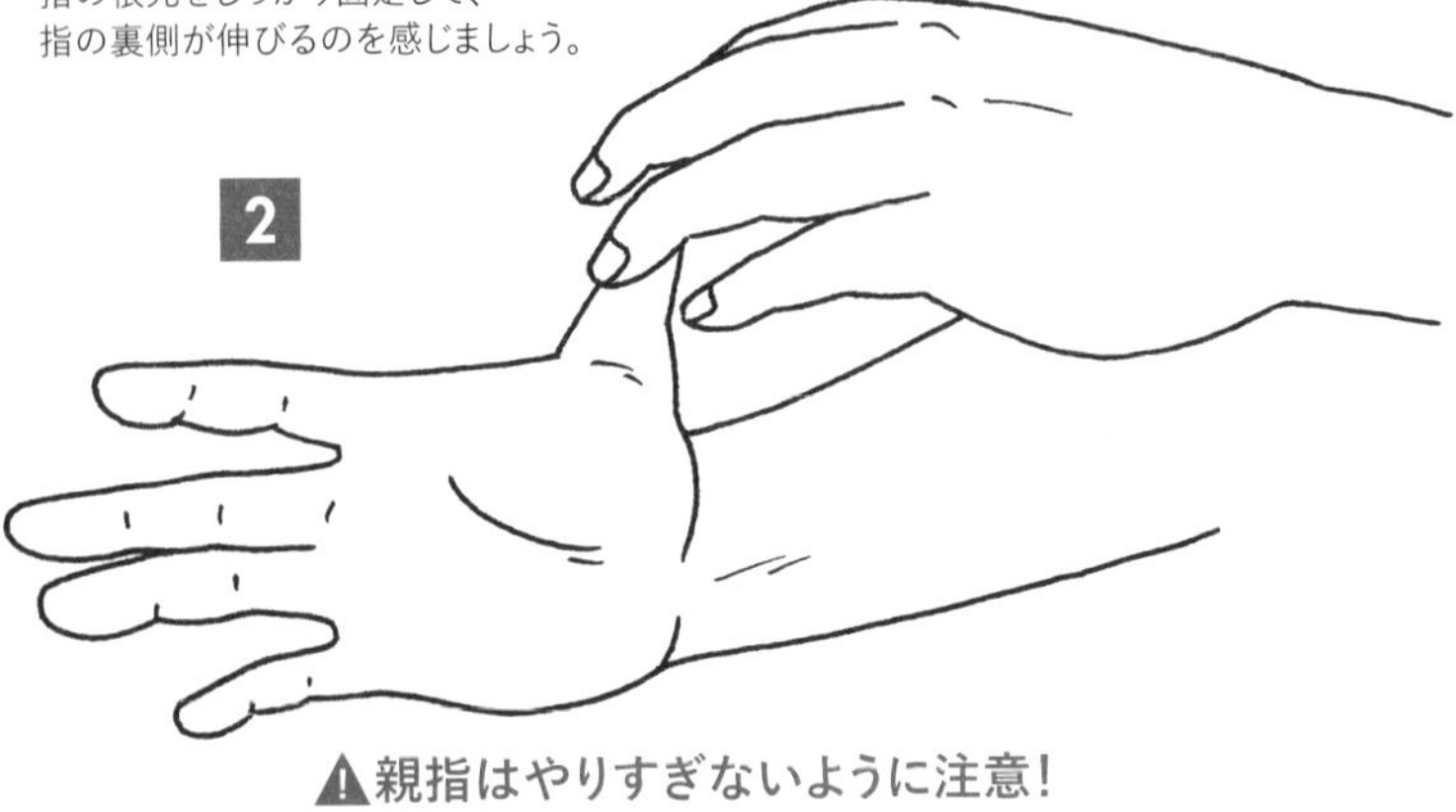

⚠親指はやりすぎないように注意！

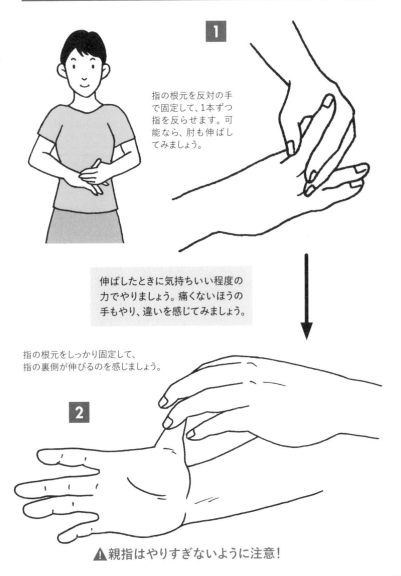

手内筋のストレッチ　STEP2　指開閉

1

てのひらを机にしっかりつけて
全部の指を開閉します。

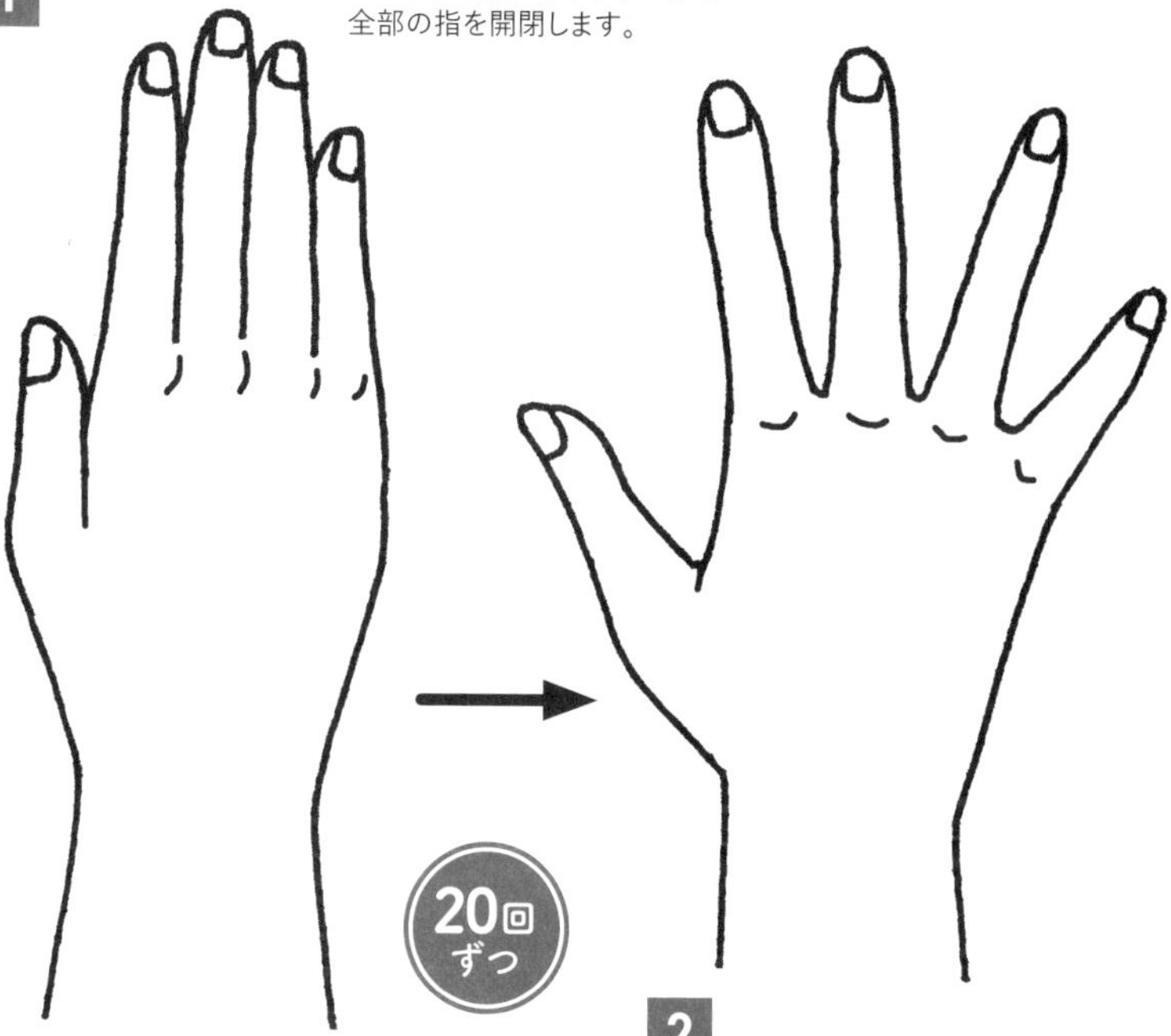

2

伸びた状態で数秒キープします。中指を中心に指を「ゆっくり、ぐーっと」広げたり閉じたりしましょう。てのひらや指先が浮かないようにしましょう。

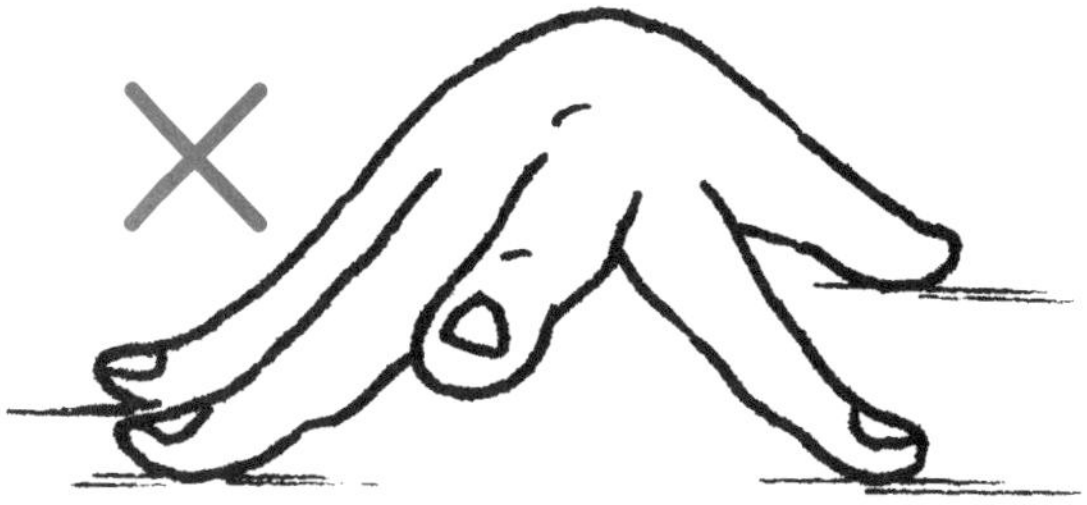

手内筋のストレッチ　STEP3　中指トレ

1 てのひらを机にしっかりつけて反対の手で押さえ、「中指だけ」を左右に動かします。

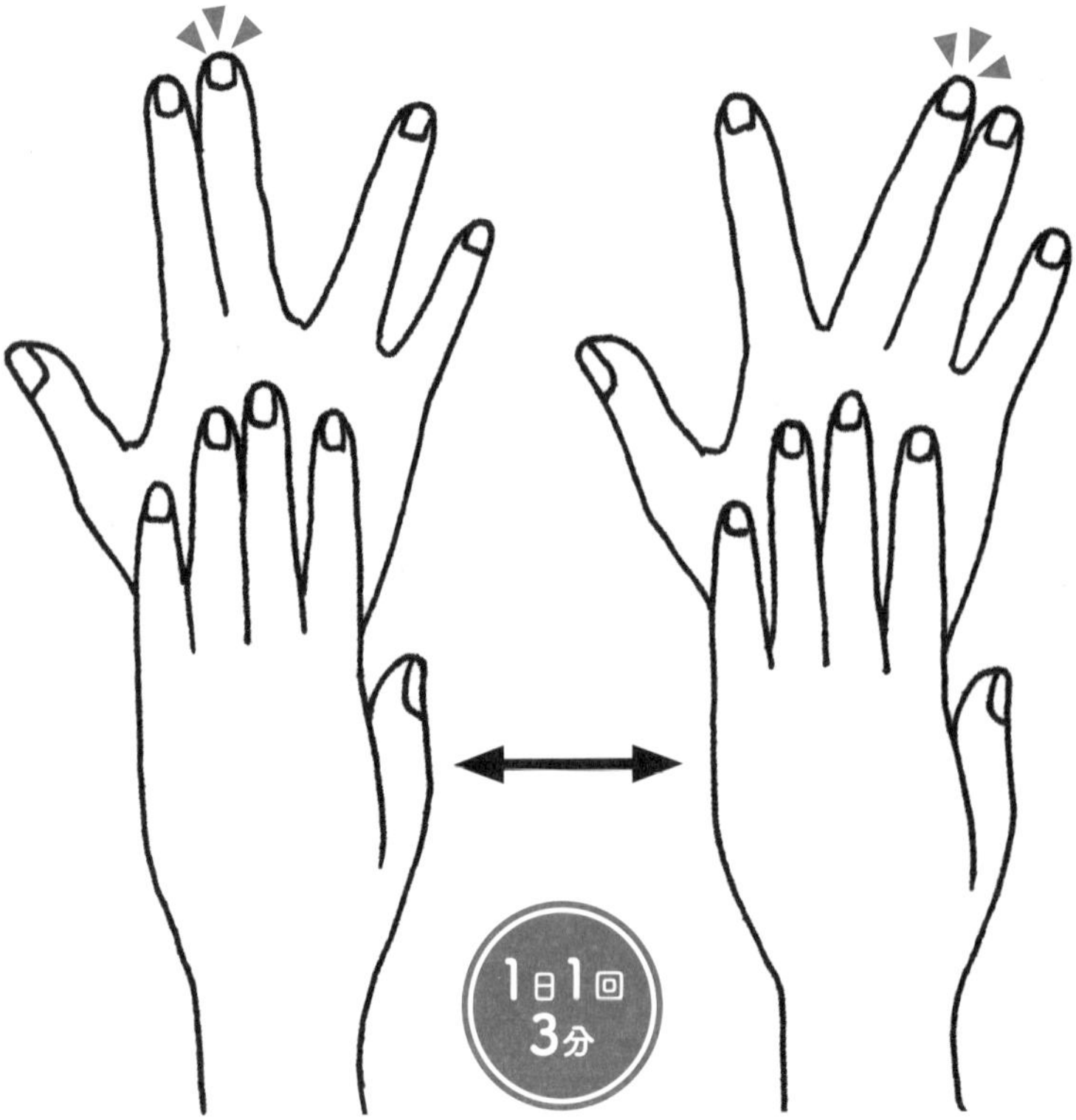

2 開いた状態で数秒キープします。

中指をパッパッと早く動かさず、
「ゆっくり、ぐーっと」広げましょう。

腕のストレッチ　STEP1　大羽根

⚠（STEP1〜3共通）

- 強いしびれ感が生じるときは無理しないで！
- 両方同時ではなく、片方ずつ行いましょう。
- 頭部や体幹は引っぱられないように、前を向いてやりましょう。

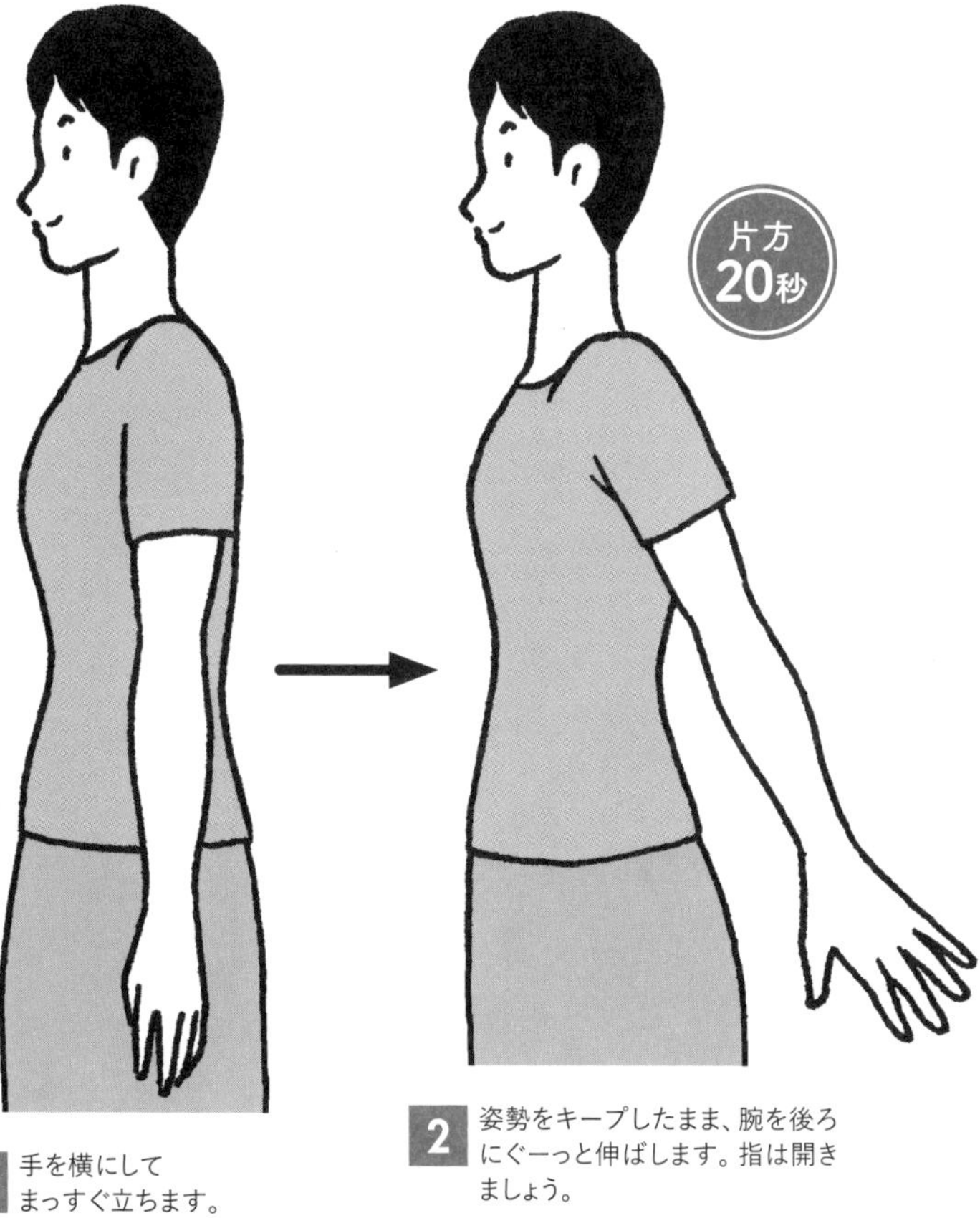

1 手を横にして
まっすぐ立ちます。

2 姿勢をキープしたまま、腕を後ろにぐーっと伸ばします。指は開きましょう。

腕のストレッチ　STEP2　小羽根

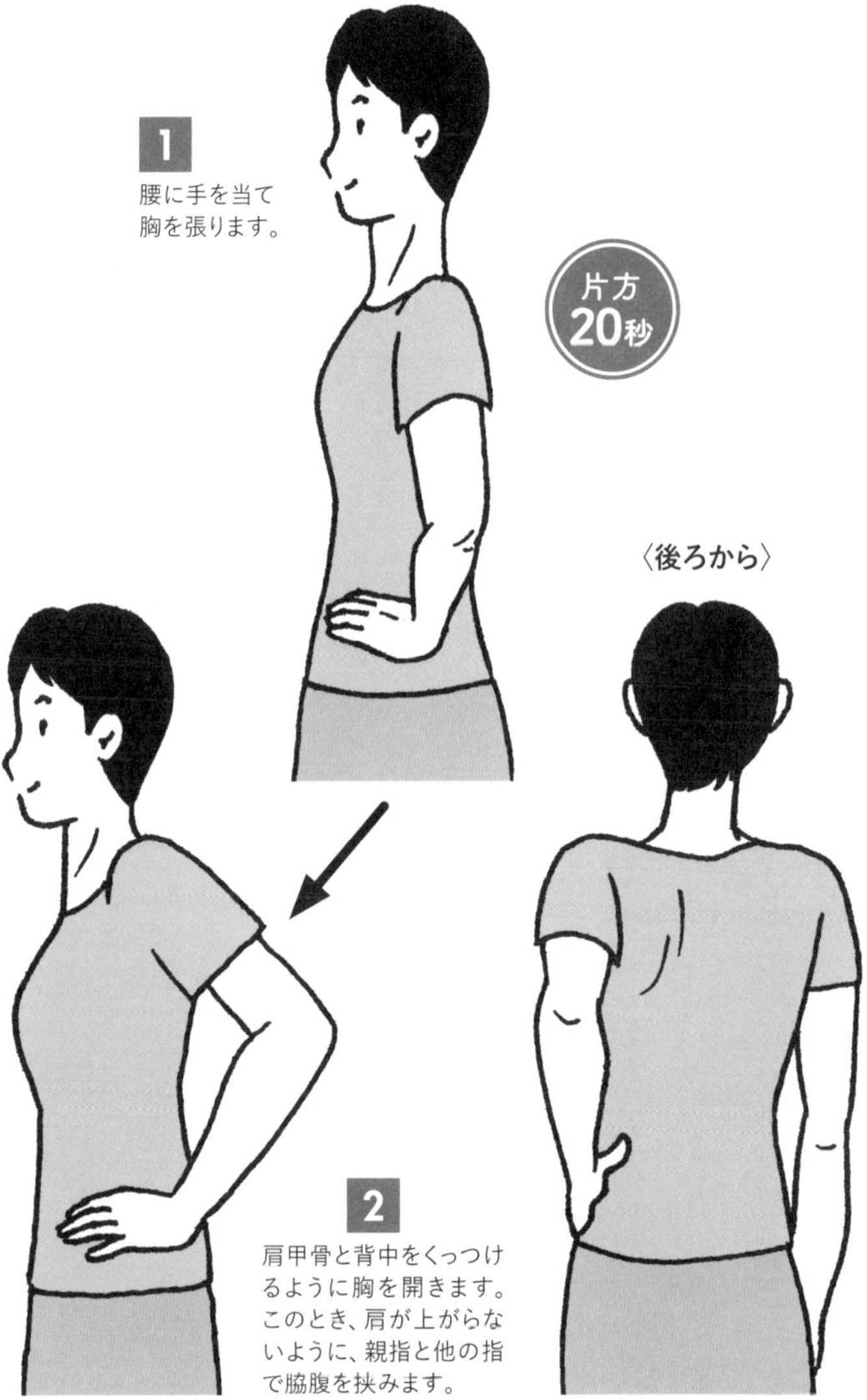

1

腰に手を当て
胸を張ります。

片方
20秒

〈後ろから〉

2

肩甲骨と背中をくっつけるように胸を開きます。このとき、肩が上がらないように、親指と他の指で脇腹を挟みます。

腕のストレッチ　STEP3　スローイング

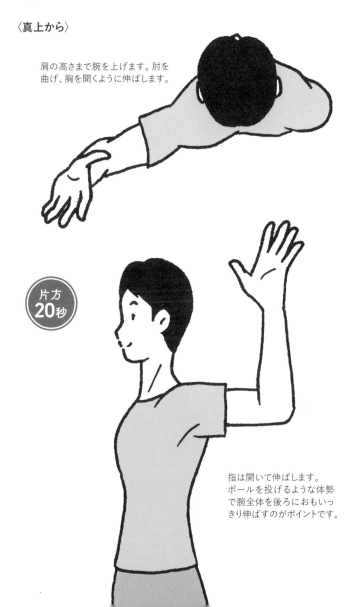

〈真上から〉

肩の高さまで腕を上げます。肘を曲げ、胸を開くように伸ばします。

片方
20秒

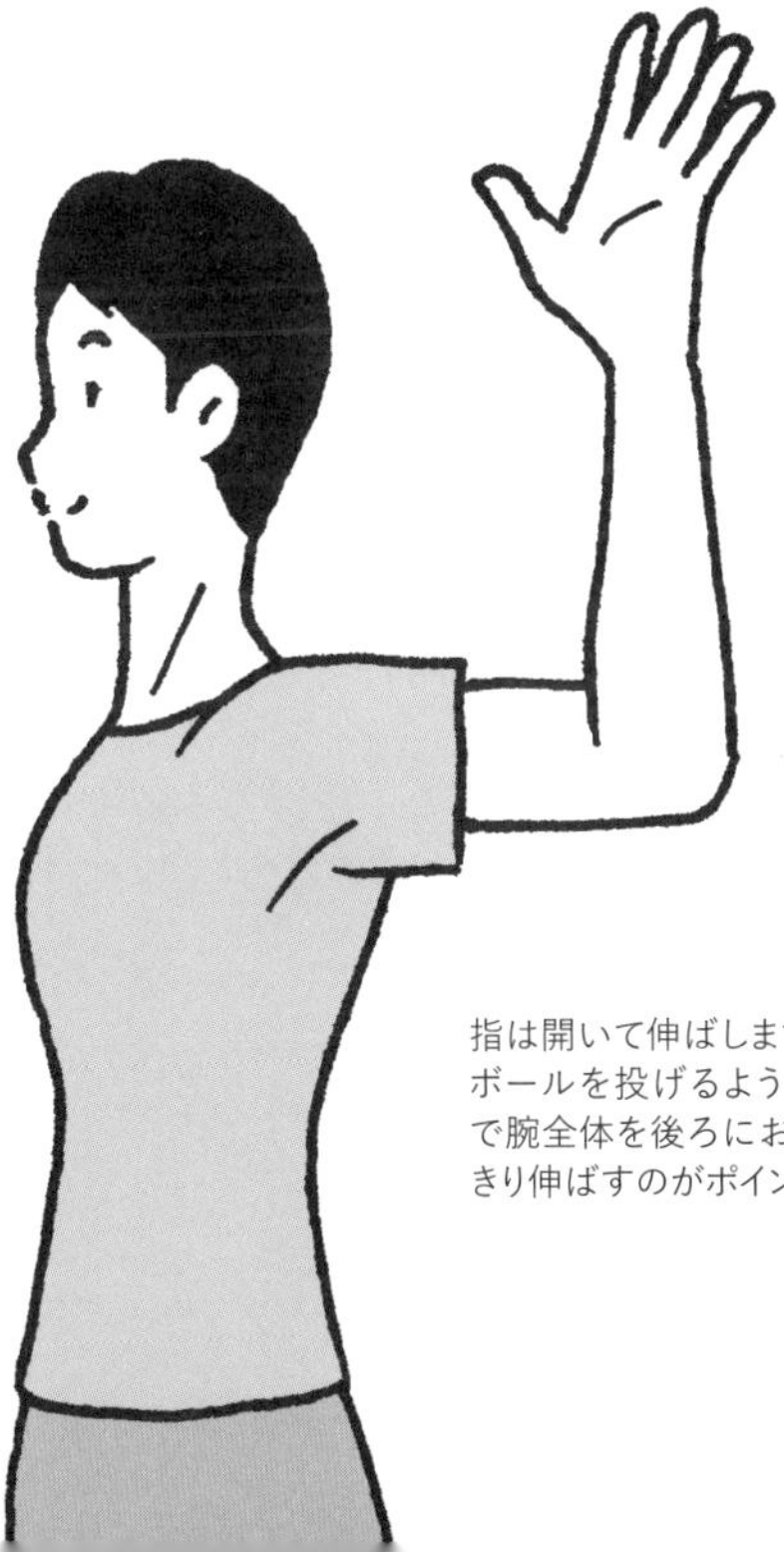

指は開いて伸ばします。ボールを投げるような体勢で腕全体を後ろにおもいっきり伸ばすのがポイントです。

26 手首ほぐし・腕のストレッチ後に体の変化を確認しよう

セルフストレッチはいかがでしたか？　気持ちいい力加減で伸ばせたでしょうか。できなかったものや、とても難しく感じたものがあったかもしれませんが、まずは第一歩を踏み出したことに価値があります。楽な気持ちでやっていきましょう。

ここでは、手首ほぐし・腕のストレッチの効果を確認するために、冒頭で紹介したセルフチェックの項目のいくつかを、もう一度やってみましょう。

手首ほぐし・腕のストレッチをやる前とやった後とを比較して、関節の動き方（可動域）は大きくなったでしょうか。

痛いとか、引っかかると感じたところに変化はないでしょうか。「無理かも」と思ったことが、「できるかも」と感じられるようになったでしょうか。

個人差はありますが、きっとその効果を実感できるでしょう。

テーブルにてのひらを広げる

横に広げる際、浮いてしまったのが、少しは抑えられるか。20秒もたずに浮いてしまったのが耐えられるようになったかを確認します。

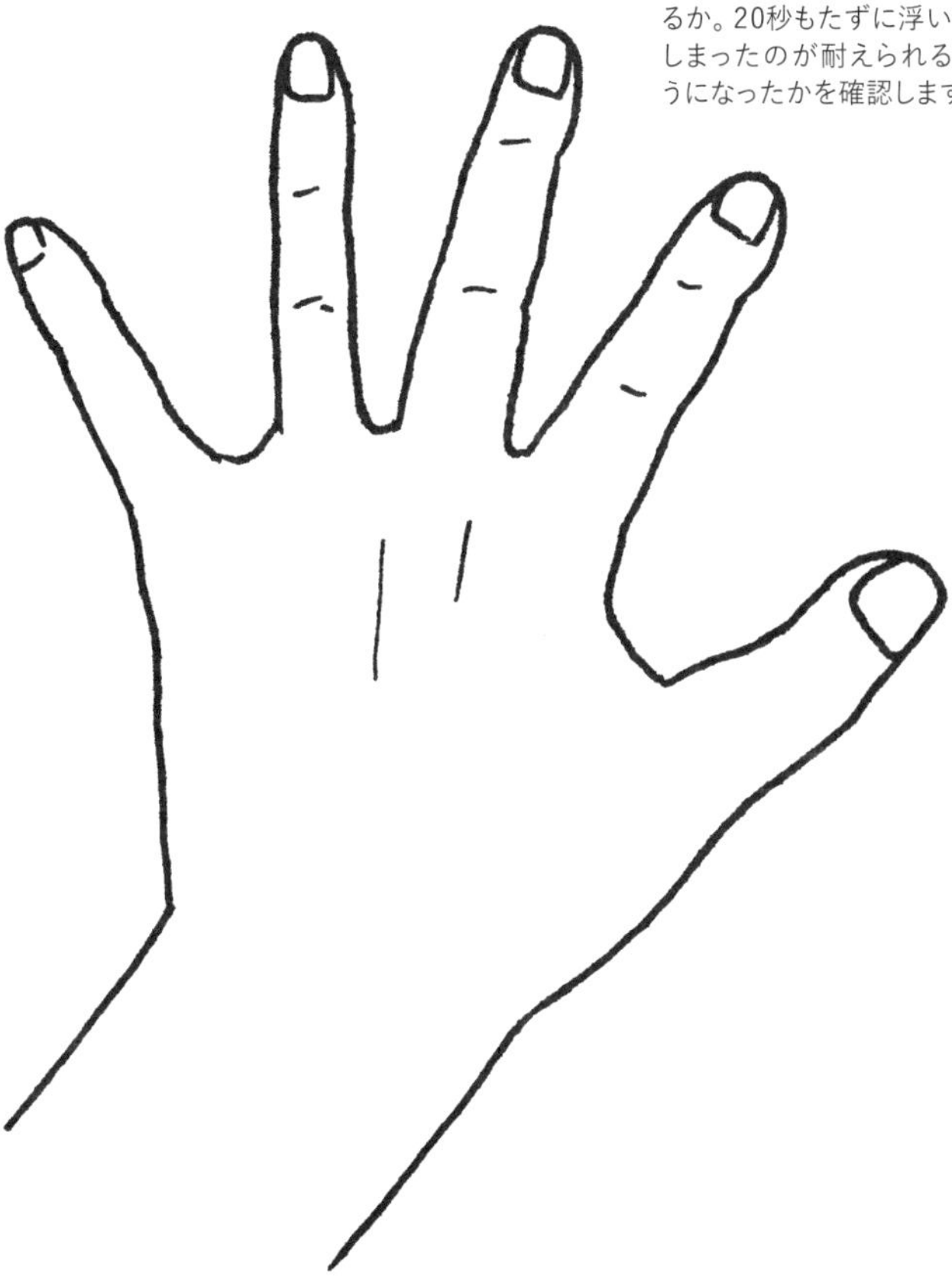

「屈曲・回内拘縮」があると、手内筋の働きが衰え、指を真横に広げられなくなります。その代わりに指を曲げる屈筋が動いて（これを代償動作といいます）、てのひらが浮いてしまいます。ストレッチによって拘縮が緩和されると、指先までぴったりと密着しててのひらを広げられるようになります。

腕を水平まで上げ、てのひらを上に向ける

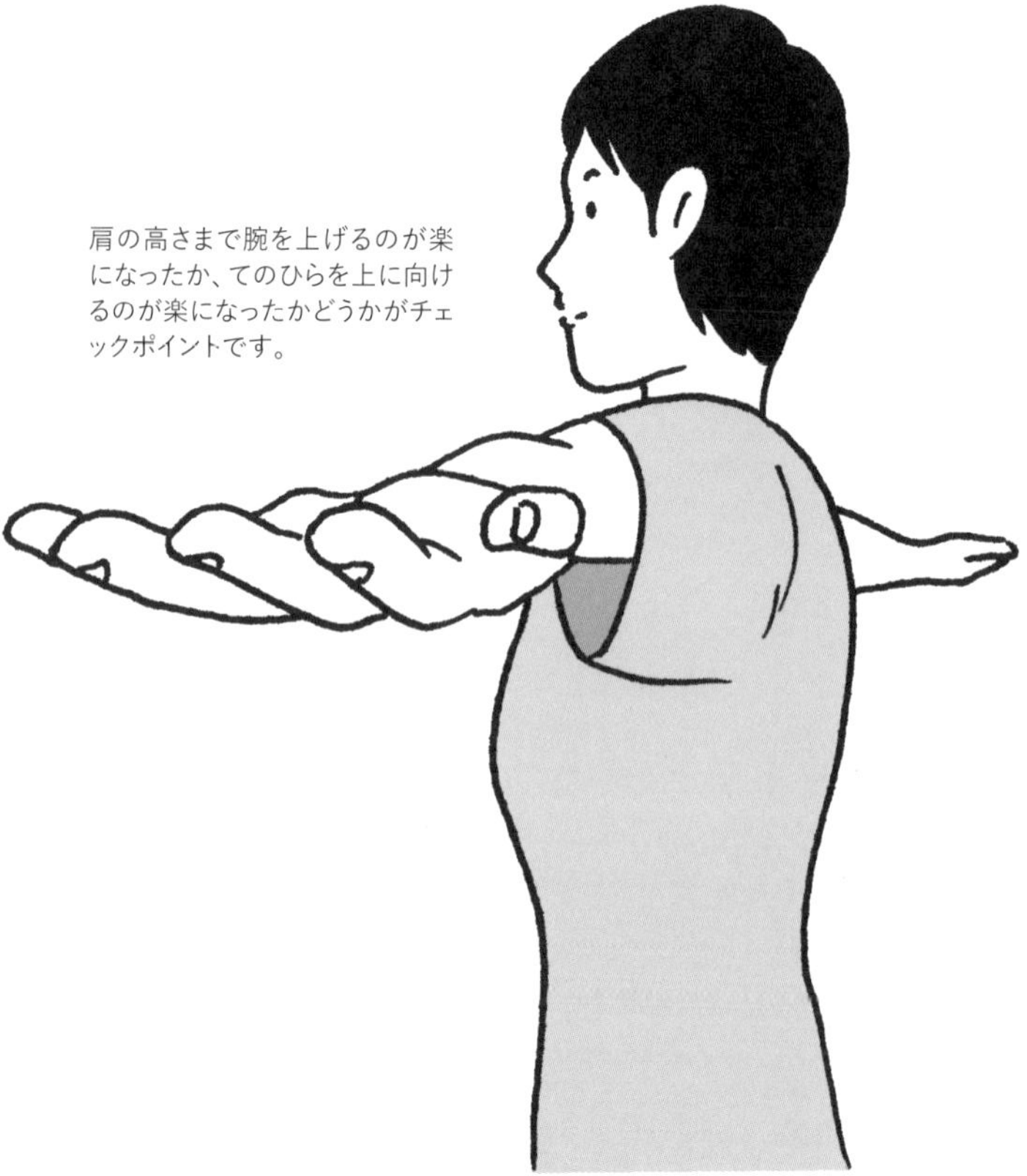

肩の高さまで腕を上げるのが楽になったか、てのひらを上に向けるのが楽になったかどうかがチェックポイントです。

前腕を回内／回外させる動きは、前腕部を通る2本の長い骨、橈骨と尺骨のねじりで実現します（鶏の手羽先の骨を思い浮かべるとわかりやすいかもしれません）。その動きを両端で支えるのが手関節（手首）と肘関節です。手内筋の衰えが手と指のパフォーマンスを低下させ、手関節が屈曲拘縮します。橈骨・尺骨の動きにも連動し、回内拘縮が引き起こされます。ですから手内筋、指、手関節を丁寧にストレッチしていくことで、橈骨・尺骨、そして肘関節の可動域が広がり、動きもスムーズになります。

腕を前に伸ばして手首を反らせる

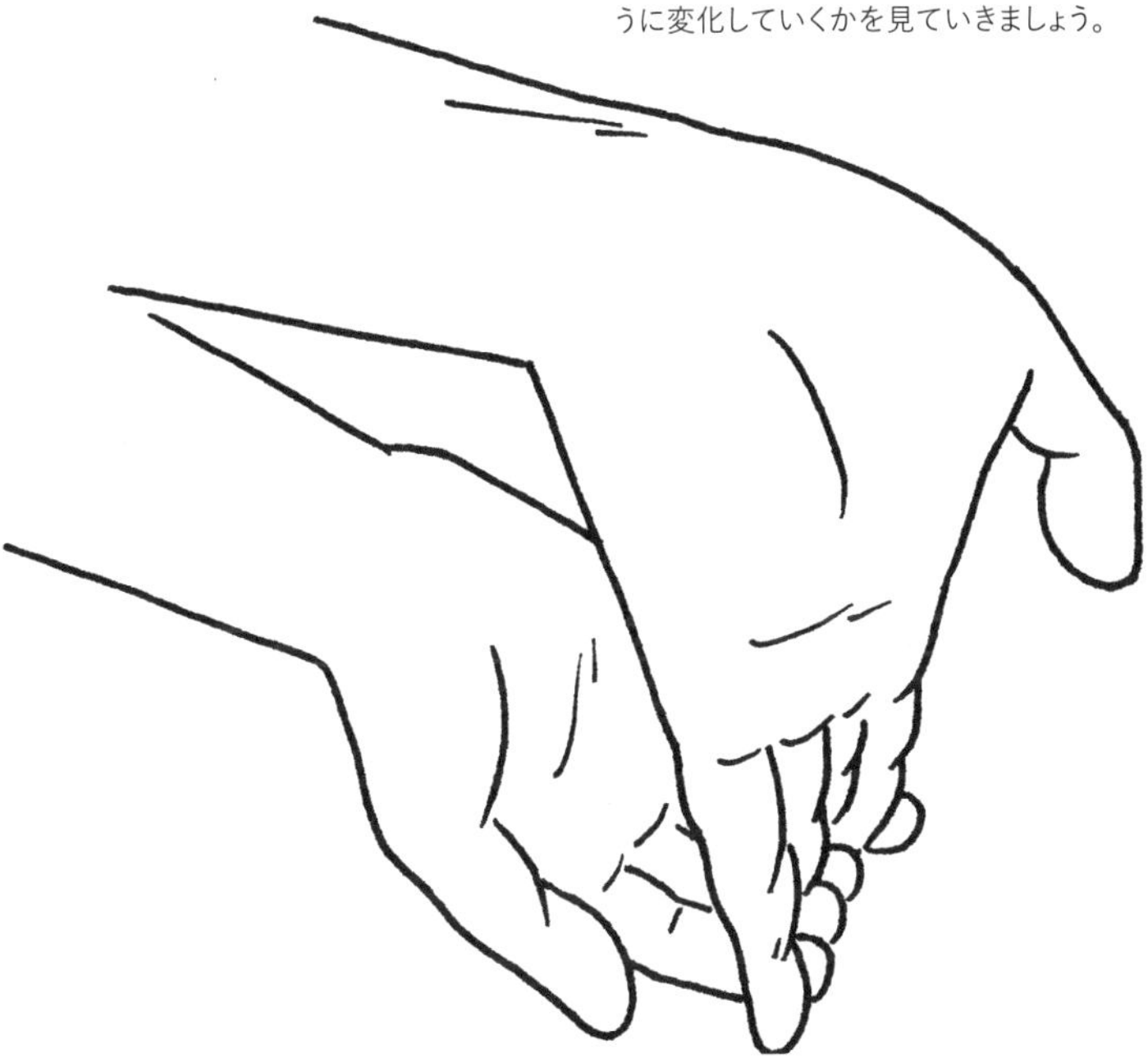

肘の向きと伸び、手首の反る角度、指の反る角度のほか、前腕のつっぱり感がどのように変化していくかを見ていきましょう。

セルフチェックでもあり、ストレッチのひとつでもある「前伸ばし」です。てのひらを上に向けて腕を前に伸ばす、肘をまっすぐに伸ばす、大きく手首を背屈させる（反らす方向に曲げる）、指の付け根（MP関節）を背屈させつつDIP関節とPIP関節を伸展させる——すべてが屈曲・回内拘縮の反対といっていい動作です。このすべての完成度を高めることこそ、「屈曲・回内拘縮の緩和」です。

27 手首をほぐすのにベストなタイミング

手首ほぐし・腕のストレッチは、1日の生活リズムの中でどのように行うのがいいでしょうか。

各ジャンルとも1日3〜4セット行うのが理想です。とくに首や肩の痛みが強い人は、まずは3ジャンルの3つのSTEPをゆっくり丁寧にやってみましょう。効果を実感できると、つづけていく意欲が高まるはずです。1日3セットで合計30〜40分かかりますが、なんとか時間を確保して継続してもらえたらと思います。

3セットは、朝食前、お風呂上がり、就寝前の3回がおすすめです。とくにお風呂上がりは関節が動きやすく、伸ばしやすくなっていますので効果が高まります。もし1日10分しか時間が確保できないようなら、お風呂上がりがいいでしょう。

もちろん、忙しい人は、やれるときにやってもらえればそれでOKです。

デスクワークに追われて時間がとりにくい人でも、「屈曲・回内拘縮の緩和（予防）」という目的をしっかり果たすためにおすすめしたいのが、**「前伸ばし（手首と指のストレッチSTEP3）」をこまめにやること。難しい場合は「下伸ばし（手首と指のストレッチSTEP2）」でもOK**です。

たとえば、仕事を始める前に1回、小休止時間に1回、ちょっと疲れを感じたら1回、昼食後に1回、眠気を感じたら1回、お茶を飲みながら1回、パソコンの電源を落としながら1回……、といった感じで、習慣化されるのが理想です。

「前伸ばし」をこまめにやる習慣がつくと、屈曲・回内拘縮はどんどん緩和され、上肢、肩、首のコンディションもよくなってきます。

もう少し時間がとれる人は、習慣的な「前伸ばし」に加えて、「中指トレ（手内筋のストレッチSTEP3）」と、「スローイング（腕のストレッチSTEP3）」を取り入れるといいでしょう。首、肩のコリ解消が増進されます。

ちなみに、全種類とも力の入れすぎには注意してください。あくまでも気持ちいい程度の力でやることが大事です。

28 手首ほぐしや腕のストレッチを行うときの注意点

屈曲・回内拘縮を防ぐのに優れた手首ほぐし・腕のストレッチですが、実施するにあたって、いくつか注意点があります。以下にポイントをあげてみます。

❶個人差がある

拘縮の状態がどの程度進んでいるか、どれくらい神経が圧迫されているか、どの神経がダメージを受けているかなど、手首の状態、首や肩の状態は、人それぞれに違います。いきなり説明のとおりにやろうとせず、「できないかもしれない」という前提で、じわじわと力を加えるようにしてください。

❷力をかけすぎない

手首ほぐし・腕のストレッチはすべてに共通して、気持ちいいと感じる程度の力で行いましょう。無理な力を加えると関節に強い負荷がかかり、ケガの原因になります。痛いと

手首ほぐしのコツ

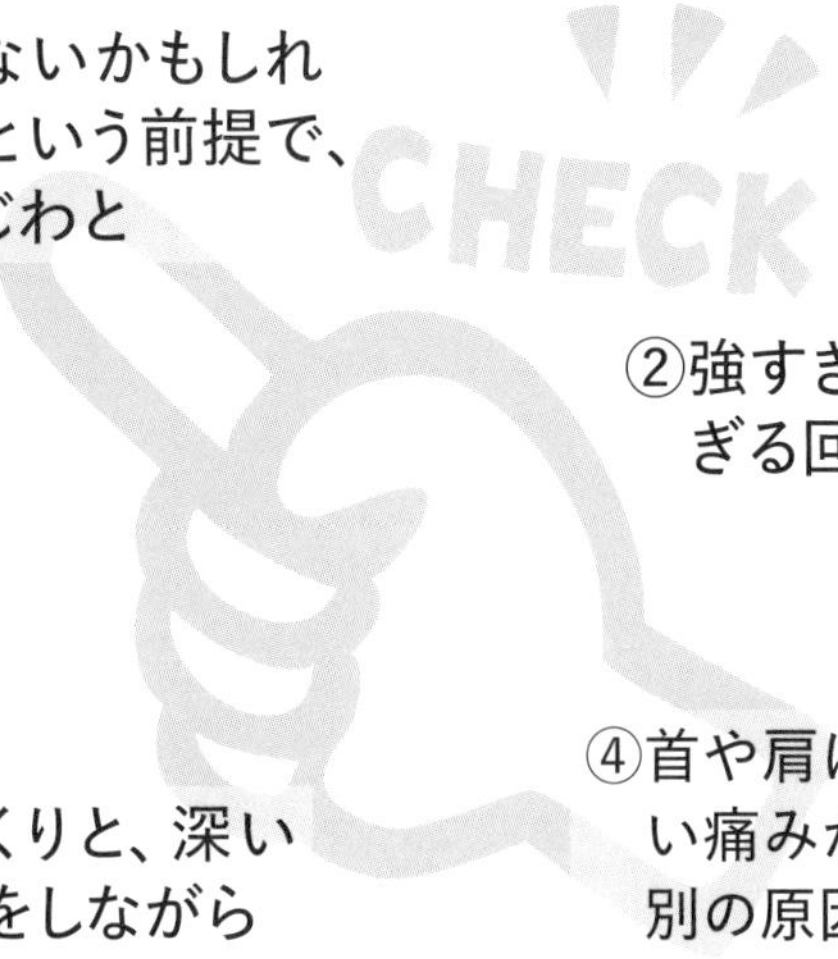

①できないかもしれないという前提で、じわじわと

②強すぎる力、多すぎる回数はNG

③ゆっくりと、深い呼吸をしながら

④首や肩に、突然の強い痛みが生じるなら、別の原因を考える

感じるようなら、力が強すぎます。また、回数を極端に増やすことも、負荷を強めるのでおすすめしません。

❸呼吸を止めない

力を加えるときに呼吸を止めると、筋肉が伸びにくくなります。意識的にゆっくりと、深い呼吸をしましょう。

❹急性の痛みはまず受診を

本書で取り扱うのは、慢性的な首痛・肩痛です。突然の強い痛みを感じたら、迷わずに受診してください。

44ページで述べたように、首痛・肩痛を併発する重篤な病気があることも頭に入れておきましょう。

29 手首ほぐし・腕のストレッチ開始時によくある悩みと解決法

手首ほぐし・腕のストレッチは強い負荷がかからないため、誰にでもおすすめできます。逆にいえば、それすらできないときは、神経障害の重症度がかなり高いといえます。それでも日常生活が送れているのは、痛みが出ない姿勢を探しているからだといえます。そうなってくるとますます拘縮が進み、取り返しがつかなくなります。

次のような人は、早めに整形外科（できれば手外科）を受診し、必要であれば神経ブロック注射や手術といった治療を早急に受けることをおすすめします。

●できない手首ほぐし・腕のストレッチがある

症状が進んでいると思われます。とりあえず、できるものだけをしっかりやって、できないものは無理してやらなくてＯＫです。しだいにできるようになっていきますので、焦らずにつづけましょう。

●効果を感じない

1セットやってみるだけで、なんらかの効果が実感できるのが手首ほぐし・腕のストレッチの特徴なのですが、個人差はあります。実感できるかどうかはともかく、長い時間をかけてついてしまったクセですので、それを治すのにも同じように時間がかかるのはしかたないことです。

はじめ効果が実感できなくても、まずは2週間つづけてみてください。

●もっと高度なセルフストレッチをやって早く治したい

関節可動域を広げる運動は、ほかにもいろいろあります。でも、身の丈に合ったものでなければケガのもと。本書では効率よく拘縮を治し、しかも安全性の高い手首ほぐし・腕のストレッチを厳選しています。

どうしても早く治したいというのであれば、整形外科（手外科）を受診して、ブロック療法や手術が適用になるかどうか、相談するのもいいでしょう。病院やクリニックによっては、作業療法士や理学療法士によるリハビリを案内してくれることもあります。

30 痛みやこわばりがあれば手首を休めることが大切

ふだん使いすぎている指や手を休ませたいという気持ちはわかりますが、動かさなければいいというわけではありません。

何度も述べたように、複雑な動きができる手の関節は、バランスよく、かたよりなく動かしていないと、拘縮によって動かなくなってしまいます。関節のコンディションを整えるには、ふだんはあまり使わない可動域を使うことが大事です。

しかし、**例外的にできるだけ何もしないで休ませたほうがいい場合があります**。それは、神経の損傷が大きすぎて痛みが強いときや、寝ている間に動かしたくない場合などです。

その際は装具を使って固定します。装具はのちにくわしく紹介しますが、ここでは固定時に考慮すべき、安全に手を休ませるフォームについて説明します。

関節にはそれぞれ、ギプスなどで固定したときに拘縮が起こりにくい安全な形（安全肢《あんぜんし》

安全肢位

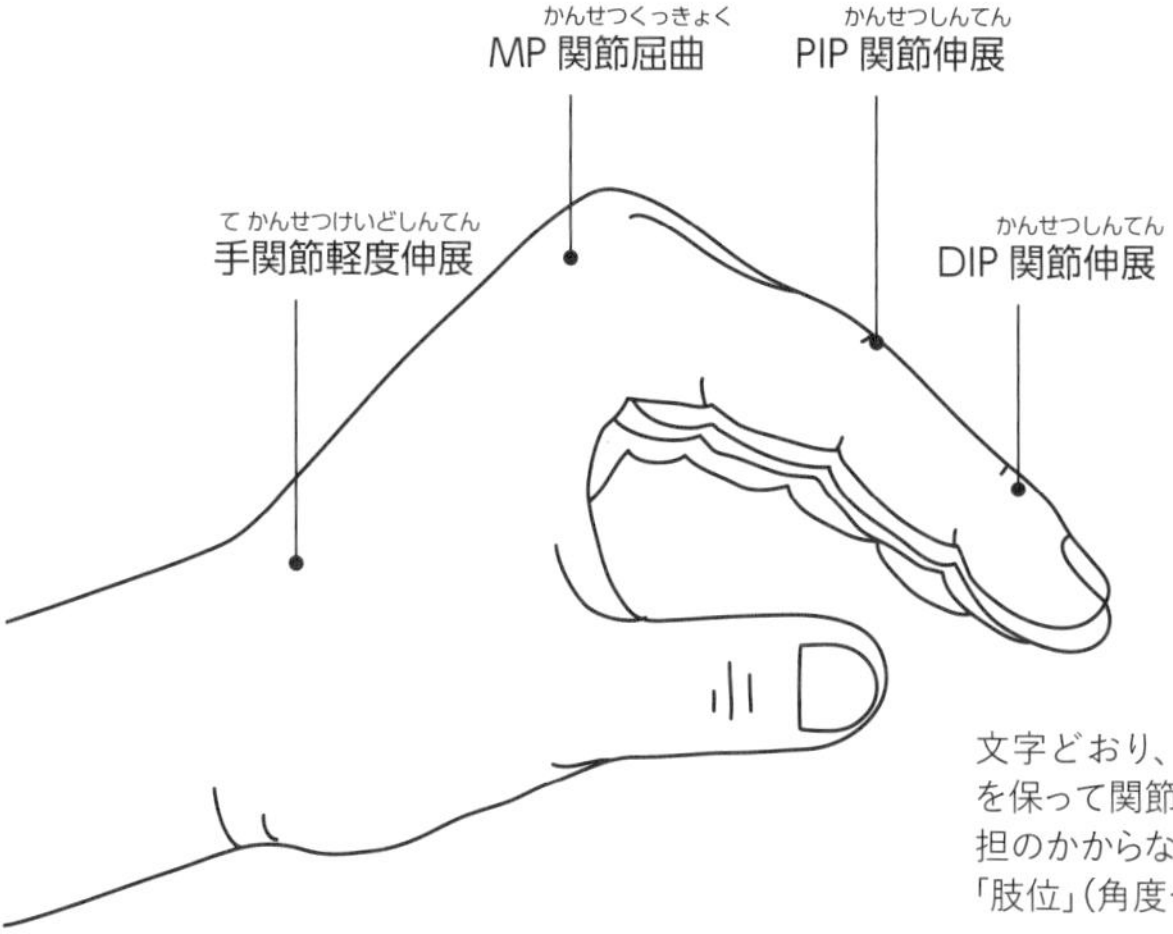
MP関節屈曲《かんせつくっきょく》
PIP関節伸展《かんせつしんてん》
手《て》関節軽度伸展《かんせつけいどしんてん》
DIP関節伸展《かんせつしんてん》

文字どおり、適切な角度を保って関節や筋肉に負担のかからない「安全」な「肢位」（角度や位置）です。

位《い》といいます）があります。

手の場合は、上のイラストのように手関節（手首）を少し反らせた角度（背屈位10～20度）で、指はこぶしのところでMP関節を大きく曲げ（70～90度）、それ以外は伸ばした状態です。親指はほかの指と向き合うようにします。これがまさに、手内筋を働かせた形なのです。

数週間、数カ月といった長い期間であっても、安全肢位で固定すればリハビリがやりやすいとされています。朝起きたときに手指のこわばりを感じたら、この形で少し休めてみましょう。

31 手首の負担を軽くする動かし方とは

ここまで、何かと目の敵にしてきたデスクワークですが、私たちの生活になくてはならないものとなっています。こまめにストレッチをやることに加えて、少しでも手首に負担をかけない方法を探ることも必要になります。

パソコンのキーボードやマウスを操作する際には、手首が屈曲しないように気をつけましょう。手首にとってよいのは、99ページにあるようなわずかに反らせる形です。キーボード背面にある脚を立てたり、ノートパソコン用スタンドを使ったりして、キーボードに傾斜をつけると、手首は自然と反らせる形になります。

手首をのせるための厚みがあるマウスパッドやキーボードパッドがあります。そこに手首をのせると、手首を屈曲させる形になってしまうので、私はおすすめしません。

マウスは構造上、どうしても指や手首を屈曲させるタイプの製品が多いようです。人間

手首に負担のかかる形

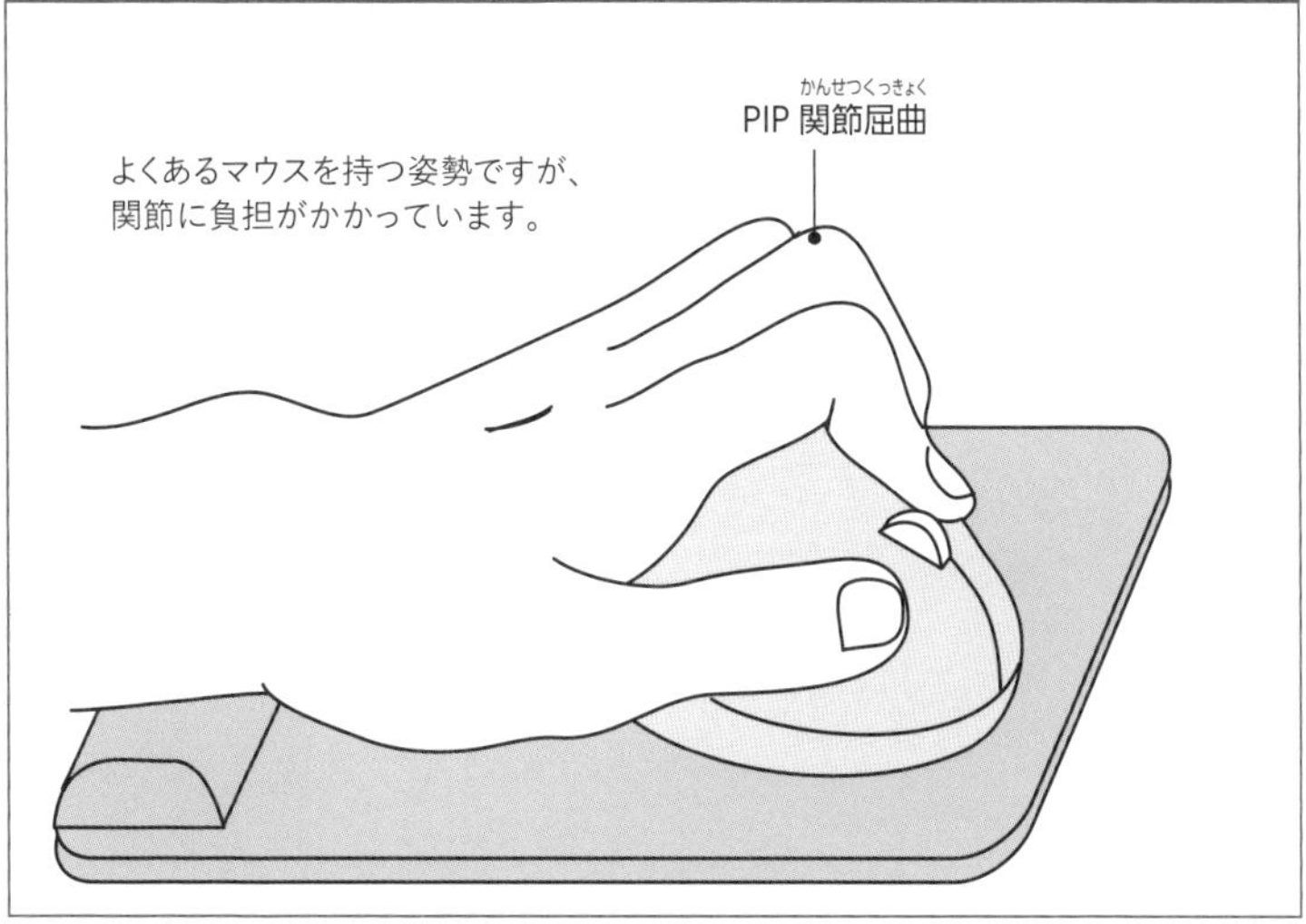
PIP 関節屈曲《かんせつくっきょく》
よくあるマウスを持つ姿勢ですが、関節に負担がかかっています。

工学を取り入れたデザインを売りにしている製品には、屈曲や回内にならないよう大きさや形状を工夫したものもありますが、種類は少なく高額です。

スマートフォンは片方の手でしっかり持ち、もう片方の手の人差し指（または中指）を伸ばすようにして操作することで指の屈曲を防ぐことができます。

脚の筋力が弱くなっている人などが、椅子に座った状態から立ち上がるときに、手をついて体重をかける場合があります。こういう場合はてのひらをつくのではなく、げんこつを作ってこぶしに体重をのせるようにすると手首への負担が軽くなります。

32

サポーターによる手首の固定とは

ストレッチは習慣のようにつづけてほしいのですが、夜寝ている間はできません。寝ている間は楽な姿勢で固まるのがふつうで、手首の屈曲という「悪いクセ」になってしまいがちです。

手根管症候群による首や肩の痛みは夜間に生じることも多く（夜間痛）、その予防や治療にもなるサポーターで手首を固定することをおすすめします。

手首のサポーターには、目的に応じてさまざまな種類があります。同じような構造に見えて、寝ている間の固定には適していないものもあります。

ここでは、どのようなサポーターが手首の屈曲を防ぐサポーターとして適当か、どのようなサポーターは適当でないかについて解説します。

手首の屈曲を防ぐサポーターとしてもっとも重要なポイントは、手関節（手首）をやや

就寝時に着用を

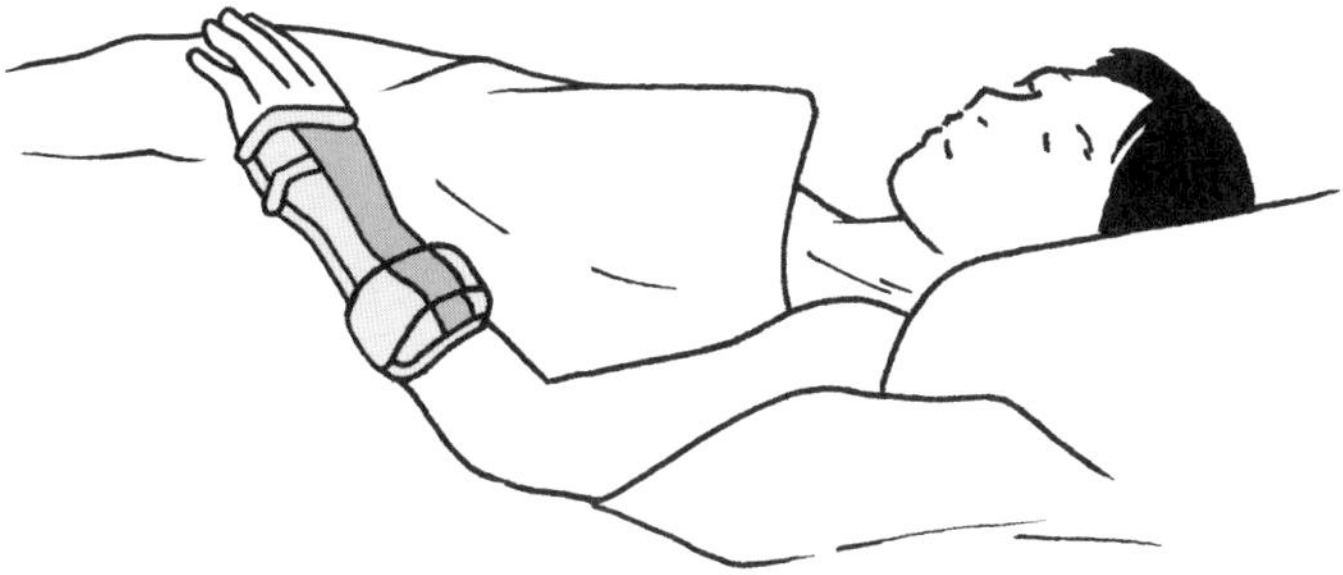

サポーターに組み込まれた金属板により、
手首の角度が固定されます。

反らせた姿勢で固定できることです。

もうひとつの重要なポイントは、MP関節と呼ばれる、指の付け根（こぶし）の関節が曲げられるようになっていることです。99ページで安全肢位について説明したとおり、拘縮を起こさないMP関節の角度は70〜90度と大きく曲げた形なので、自由に曲げられるようになっている必要があります。

逆にいうと、このふたつのポイントを満たさないサポーターは、寝ている間に手首を固定するサポーターとしては不向きです。

次のページで「よいサポーター」「NGなサポーター」を紹介します。

よいサポーター

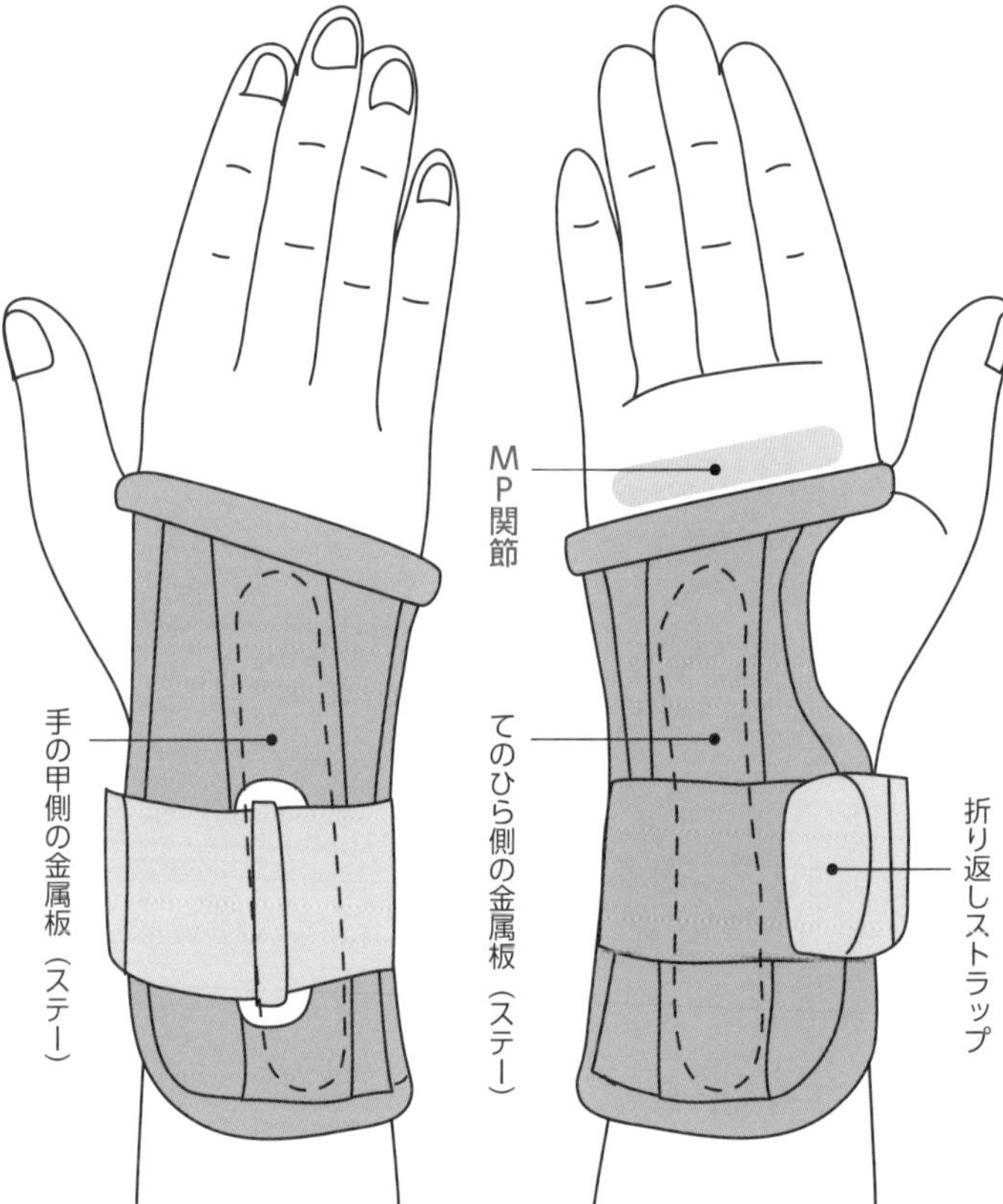
MP関節
手の甲側の金属板（ステー）
てのひら側の金属板（ステー）
折り返しストラップ

2枚の金属板で少し反らす形で手首の角度を固定していますが、手の甲側の金属板はなくてもかまいません。ただし、MP関節を覆わないものを選びましょう。

NGなサポーター

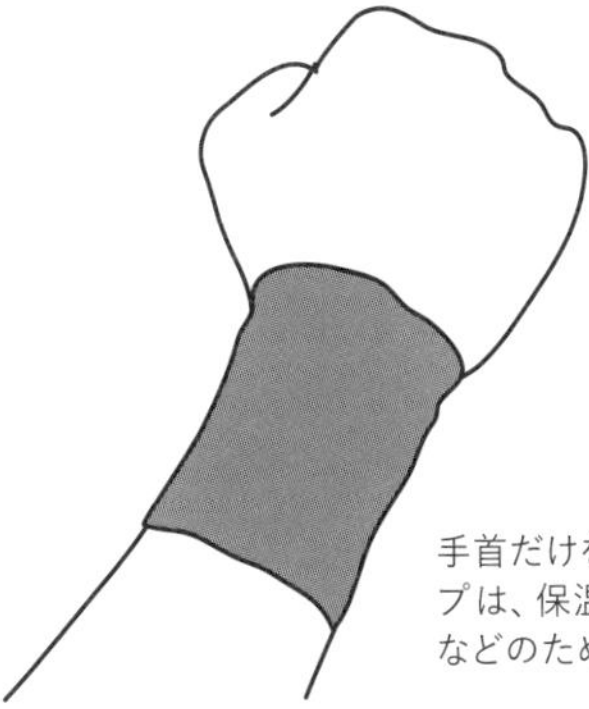

手首だけを覆っているタイプは、保温、汗拭き、装飾などのために使われます。

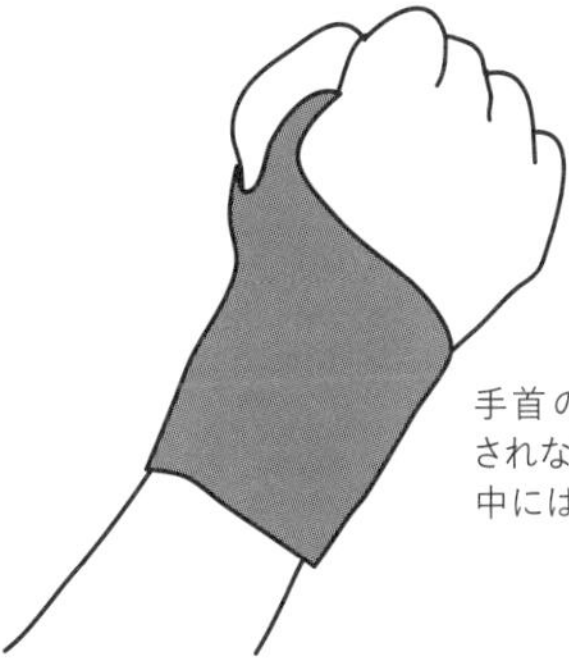

手首の角度が固定されないものは就寝中には適しません。

金属板が入っていないサポーターでは、手首の角度を固定できません。このほか、てのひら全体をカバーするサポーターは、MP関節を伸ばした形で固定するためNG。医学的には拘縮を招く「危険な製品」だといえます。

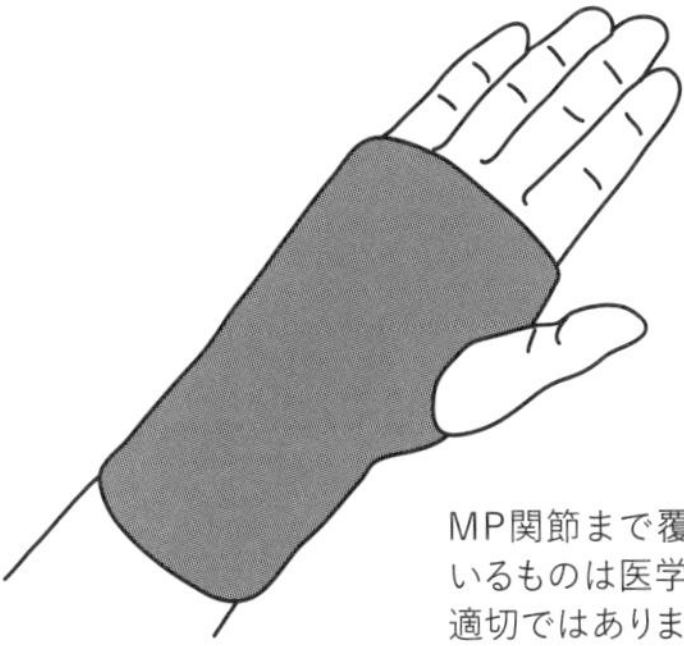

MP関節まで覆っているものは医学的に適切ではありません。

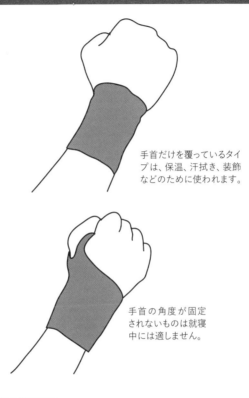

33 サポーターの使い方

整形外科では、拘縮予防に十分配慮した医療用のサポーターを処方します。ここではある医療用サポーターを例に、使い方（装着イメージ）を説明します。医療用サポーターの値段はさまざまですが、医師の診察を受けたうえで手続きをすれば、保険も適用されます。まずは、医師の診察を受けて相談してみるのがよいでしょう。

サポーターを使用する際の注意点として、**ストラップをきつく締めすぎない**こと、**適切なサイズの製品を使う**こと、**皮膚のかぶれなど異常を感じたら中止する**ことなどがあります。医師の指導や、製品の説明書をよく確認して使うようにしてください。

なお、手首の屈曲を防ぐことが第一の目的ですので、サポーターを装着したままで手首を動かそうとしたり、中に入っている金属を外したりしてはいけません。

サポーターの装着方法

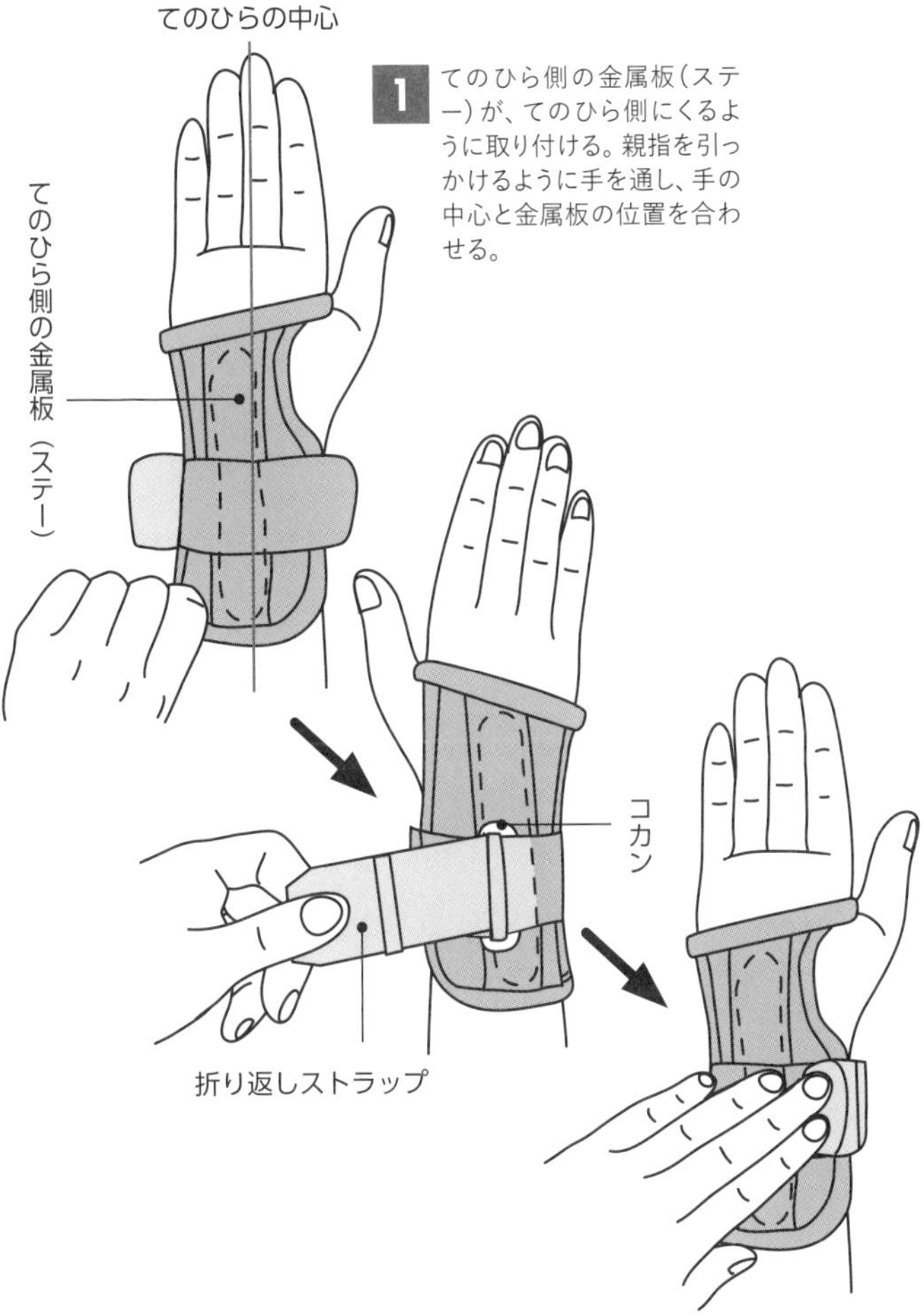

1 てのひら側の金属板（ステー）が、てのひら側にくるように取り付ける。親指を引っかけるように手を通し、手の中心と金属板の位置を合わせる。

2 折り返しストラップを引っぱりながら、手の甲で折り返して小指側からてのひらへまわし、親指の下で留める。

Part2

まとめ

▶手首をほぐすと手根管の詰まりが解消できる。

▶手根管症候群の手術は効果が高く、積極的に受ける考え方もある。

▶セルフストレッチは、ジャンル別に各3STEPある。

▶セルフストレッチは1日3セット、合計30〜40分かけて行う。

▶伸ばすときは力を入れすぎず、ゆっくりと深い呼吸をしながら行う。

▶手首の「屈曲」「拘縮」が起こらないようにサポーターで固定する。

▶サポーターは金属板が入った医療用を使用する。

Part 3

応用編

手首ほぐしの効果をもっと高める運動と生活習慣

34 手首ほぐし・腕のストレッチの効果をさらに高めるには

Part2では、首、肩の痛みやコリの症状緩和に、手首ほぐし・腕のストレッチが有効であることを説明してきました。大切なことはあえてくり返し述べています。

それでも、症状改善への道のりは、全力疾走ではなく、一歩一歩進んでいくようなものだと心得てください。痛みやコリにお悩みのあなたに伝えるのは心苦しいのですが、これからやろうとしていることは長期戦です。

首、肩の痛みやコリが今の状態になるまでには、かなりの年月がかかっているため、その症状をなくしていくのにもそれなりの時間がかかってしまうのです。

それでも、痛みやコリに苦しむ人へのある種の福音となるようにという、この本に込めた思いは真実ですので、なんとか少しでも効果を高めて、歩くスピードを上げて、道中が快適になるような工夫を提供したいと考えています。

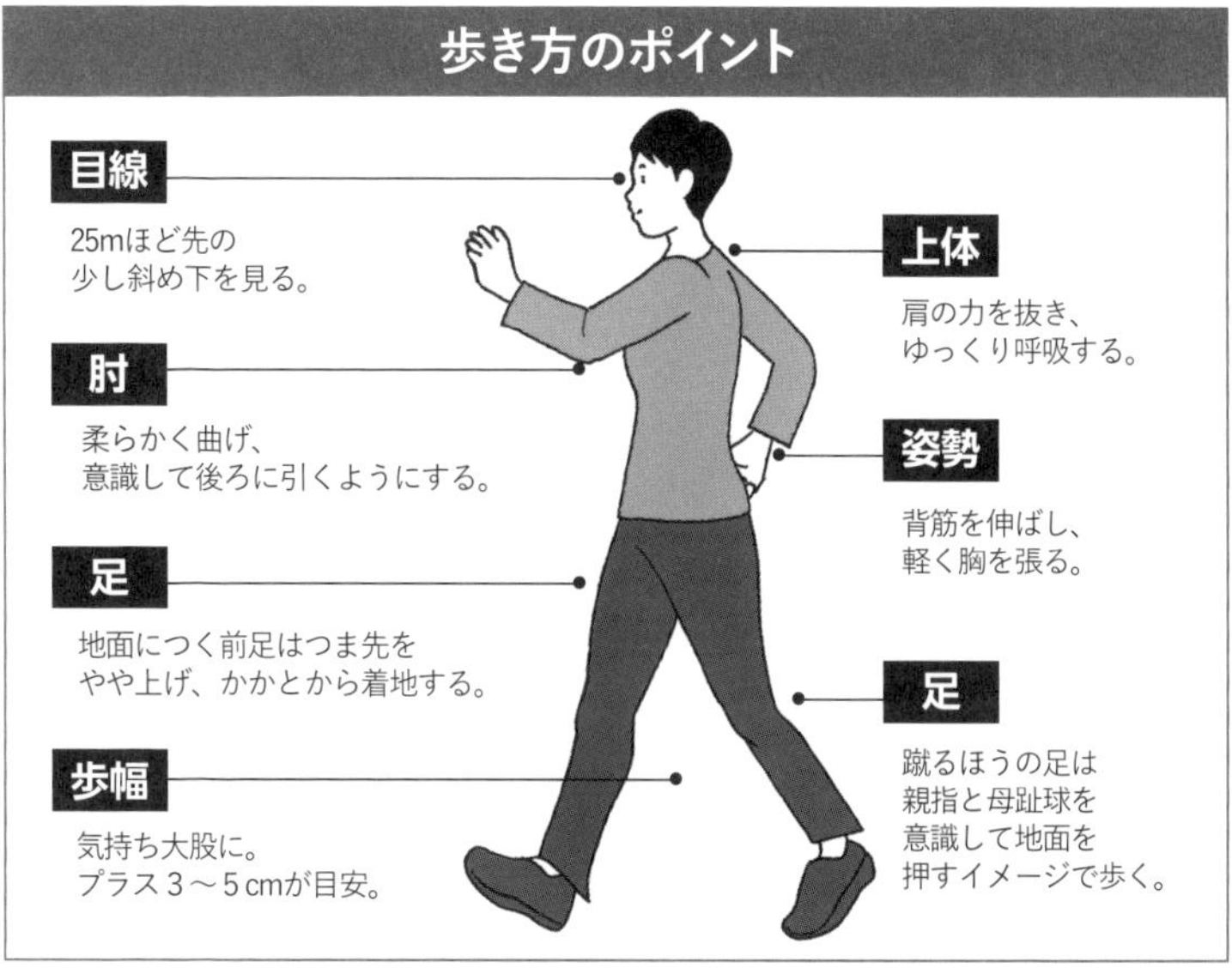
歩き方のポイント
目線
25mほど先の
少し斜め下を見る。
肘
柔らかく曲げ、
意識して後ろに引くようにする。
足
地面につく前足はつま先を
やや上げ、かかとから着地する。
歩幅
気持ち大股に。
プラス3～5cmが目安。
上体
肩の力を抜き、
ゆっくり呼吸する。
姿勢
背筋を伸ばし、
軽く胸を張る。
足
蹴るほうの足は
親指と母趾球を
意識して地面を
押すイメージで歩く。

ということで、ここからはストレッチに加えて、より効果を高められることとして、運動や食生活など、生活習慣の改善提案などをしていきます。

前提として、焦らずに、無理せずに進んでいきましょう。これまでのつらさを思えば、たとえ歩みが遅くても回復が実感できるのは励みになるはずです。

さて、私がもっともおすすめしたい運動は、まさにその一歩一歩進む「歩き」です。背筋を伸ばし、腕を肩から大きく振って歩き出しましょう。最近では「ウォーキング」という名の立派なエクササイズになりました。

前ページのイラストを参考に、無理のない範囲でウォーキングを実践してみましょう。基本的にゆっくり歩いて問題はありませんが、大股で速く歩くことで、病気の予防効果が高まるといわれています。

「走る」はもちろん、跳ぶ、蹴る、投げる、振り回すといった、スポーツや格闘技で使う身体動作は、すべて歩くことの変形でできています。つまり、左右の下肢を交互に前後させることで前へ進み、リズムよく全身のバランスをとるために、左右の上肢を前後に振る。そして、上肢の動きと下肢の動きを胴体が統合します。その胴体の上半身の要になるのが首や肩です。

ですから、筋力トレーニングもヨガもピラティスもジョギングも大変けっこうですが、まずは歩くことが重要です。

運動としてウォーキングの優れた点は、ケガの危険性が低いことにあります。筋肉に強い負荷がかかる運動は、筋挫傷《きんざしょう》（肉離れ）、靱帯損傷（捻挫）、腱鞘炎、関節炎など、ケガのリスクととなり合わせです。スピードが出る自転車やランニングだと、転倒によるケガもありえます。

ウォーキングなら絶対安全というわけではありませんが、無理のないペースでやっている分にはほとんど心配がいらないレベルです。

運動習慣がない人なら、10分からでもOKです。休み休みでもいいので、胸を張って腕を振ることを意識しながら自宅近くをゆっくり歩きましょう。5分歩いたらUターンして引き返してくればいいのです。

歩くことに「お楽しみ」という付加価値をつけるのもおすすめです。近所の知り合いのところへ行って、ちょっとだけ言葉を交わして帰ってくる。スーパーまで歩いてご褒美を買って帰ってくる。公園まで行って花壇を見て帰ってくる。神社まで歩いてお参りして帰ってくる。つづけることに意味がありますので、動機や理由はなんでもかまいません。

慣れてきたら、足の向くまま気の向くまま、少し遠くまで歩くのも楽しいものです。歩くことに自信がついてきたら、歩数計を持ちましょう。現代ではスマートフォンでも測定できます。

最終的に目指すのは1日8000歩。ウォーキングが生活に活力をもたらし、ふと気づけば、首も肩もスッと楽になっているはずです。

35

手根管症候群の人ができればやめたい行動と習慣

手首ほぐしによって、デスクワーク中の屈曲・回内拘縮を緩和させる習慣ができても、それ以外の場面で指や手首に負担をかけてしまうことはありえます。

これから、ふだんの生活シーンでありがちな、「指や手にとってよくないNG行動」を紹介します。これまでの内容と重複する部分もありますが、無自覚のうちに、手に悪い行動をとっていないかをチェックしてみましょう。

ただし、人生は手根管症候群にならないためにあるわけではありません。どうしても、やらないわけにはいかない場合や、手のことよりも優先したい場合もあるでしょう。そういうときは、ダメージが残らないように、セルフストレッチで回復させましょう。

●デスクやテーブルに着席するとき

もっともよくないのが「ロダンの考える人ポーズ」。手首を折りたたむように強く曲げ、

NG姿勢

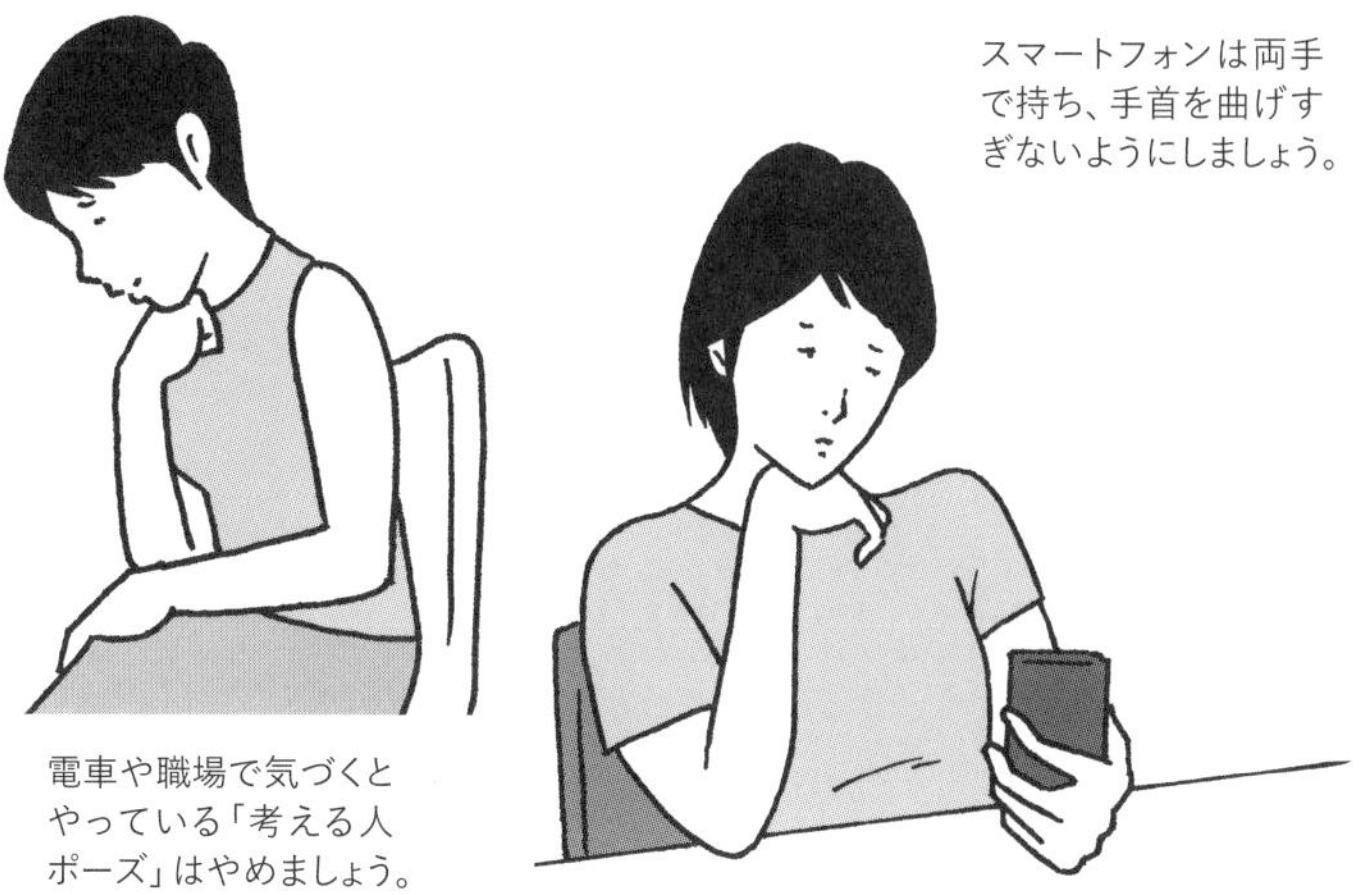

スマートフォンは両手で持ち、手首を曲げすぎないようにしましょう。

電車や職場で気づくとやっている「考える人ポーズ」はやめましょう。

握ったこぶしにあごをのせる姿勢は、最悪に近いNG姿勢です。彫刻をよく見ると、背中を丸めてうつむいていて、これではいい考えも浮かばないでしょう。

無意識のうちに手をひざに置いて手首を伸ばすストレッチをしている人がいます。基本的にいいことなのですが、必要以上に体重をのせすぎるのはよくありません。

●スマートフォンを操作するとき

スマートフォンの操作を長時間つづけるのは、手や指にとってよいことではありません。とくに片手で持って、親指で操作するフォームは、親指への負担が大きくなります。滑り止めのリングを背面に取り付けている人もいますが、リングに指を引っかける形は、屈曲したまま長時間キープすることになるので、あまりおすすめしません。

●荷物やカバンを持つとき

持って「重い」と感じるものは、手に負担がかかっていると考えて間違いありません。片手でハンドルを握るタイプのカバンは、指を屈曲させるので手に負担がかかります。トートバッグやショルダーバッグは手への負担はありませんが、左右のバランスがとれないので体全体に負担がかかります。

どうしても重い荷物を持ち運ぶ必要があるのなら、リュックサックを使うのが望ましいところです。じつは、アフリカなどで行われる頭の上に荷物をのせて運ぶ「頭上運搬」は理にかなっています。でも、現代の日本ではあまりにも奇異に感じられるでしょう。

●運動をするとき

ジムで筋トレをする人が増えているようです。ダンベルやバーベルなど重いものを持ち上げたり、腕立て伏せなど体重をかけたりするものが多いので、手への負担という意味ではあまりおすすめできません。

ひかえたい活動

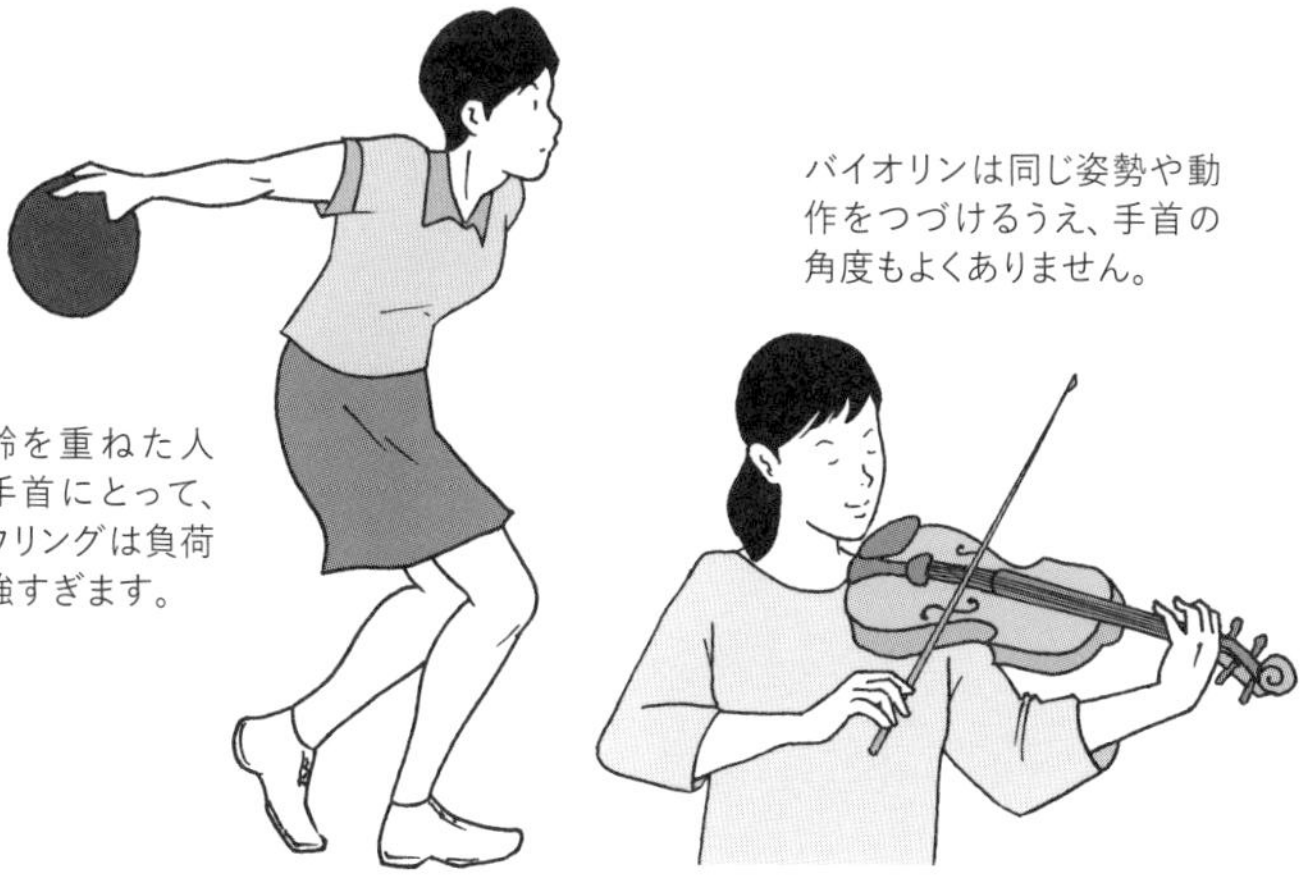
年齢を重ねた人の手首にとって、ボウリングは負荷が強すぎます。
バイオリンは同じ姿勢や動作をつづけるうえ、手首の角度もよくありません。

ゴルフ、テニス、野球といった道具を握って振り回すスポーツ、重いボールで手首が引っぱられるボウリング、手指で体重を支えるボルダリングも、手にはあまりよくないといえます。

●楽器を演奏するとき

弦楽器系、管楽器系、打楽器系……いずれも、手にとっては過酷です。スポーツと同じく腱鞘炎や手根管症候群のリスクを高めるといえるでしょう。ただし、ピアノは指を横に広げる動作が多いのでOKです。

生きがいにもなることですので「やるな」というつもりはありません。セルフストレッチでしっかり伸ばしましょう。

36 手首ほぐしの効果をもっと高めるメソッド①

ダーツ

離れたところにある的《まと》を目がけて矢を投げるダーツ。このダーツの矢を投げる動作には、矢をつまむ人差し指と親指をパッと開く動き（伸展）と、小指よりも親指を前に差し出す動き（回外）が含まれます。この動きは、「**ダーツスロー・モーション**」と呼ばれ、手の使い方のリハビリテーションにも活用されています。

的と矢のセットを持っていれば実際に投げてもいいですが、「投げたつもり」でも十分です。要は、親指と人差し指で矢をつまむ動作、曲げた肘を伸ばすと同時に手首を返しながら矢をつまんでいた指を開く。この動作が手首の状態をよくします。

注意としては、痛みを感じる場合は無理のない範囲で行うこと。そして、実際に投げる場合は、やりすぎると腱鞘炎になることもあるのでほどほどにしましょう。

ダーツの投げ方

的に向かってダーツの矢を投げるイメージで左右10投ずつ行いましょう。

1 構え（ユーミング）

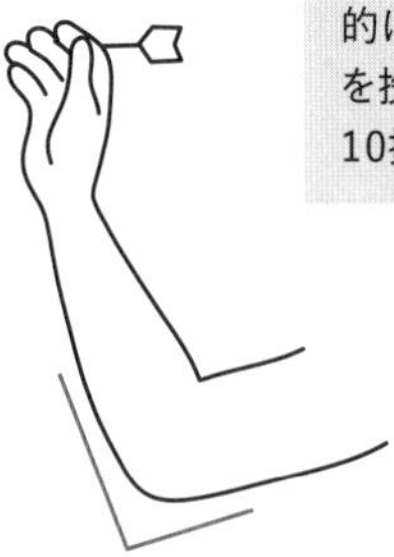

矢をつまんで肘を直角に曲げ、的を狙います。

2 テイクバック

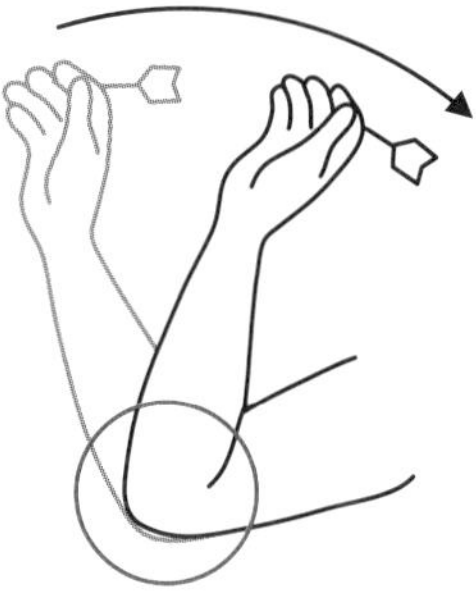

肘の位置を固定したまま肘関節を屈曲させます。

3 リリース

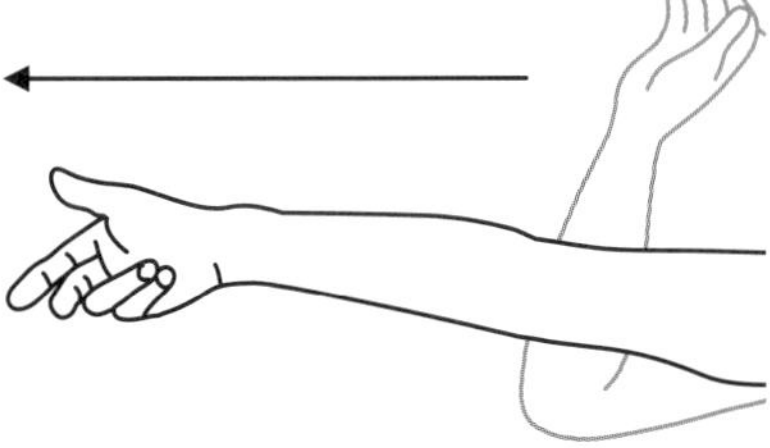

肘関節、つづいて矢をつまんだ指と順に伸展させて矢を投げます。親指が小指よりも前に出て回外します。

4 フォロースルー

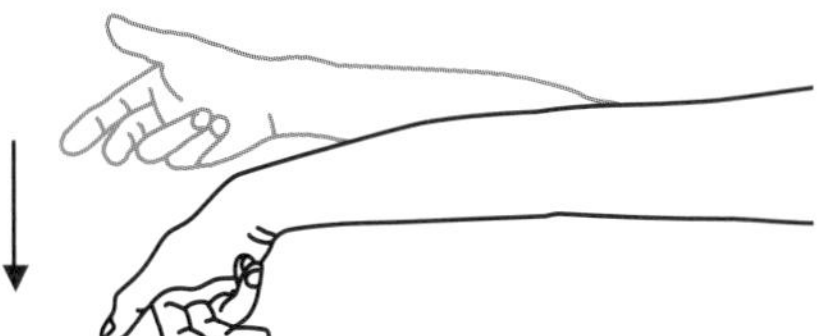

矢を投げたあとは手首がやや屈曲する形になります。

37 手首ほぐしの効果をもっと高めるメソッド②
小胸筋トレーニング

胸板と呼ばれる筋肉は大胸筋ですが、小胸筋はその内側、胸から脇の下あたりにあるインナーマッスルです。肩甲骨の外側を下のほうへと引っぱりながら、肋骨を引き上げています。

小胸筋の働きが弱いと、いわゆる「巻き肩」になりやすく、姿勢全体が屈曲しがちになります。また、上肢を走る神経が圧迫されることもあります。いずれも首や肩の痛みの原因になります。

小胸筋を鍛える方法はいろいろありますが、おすすめなのはアイソメトリック（等尺性運動）です。マシンなどで重い負荷をかけるのではなく、同じ形をキープしたまま力を加えていきます。

小胸筋トレーニング

背筋を伸ばして、胸の前で手を組みます。呼吸しながら、組んだ両手で押し合うように力を加えていきましょう。このとき脇の下あたりに負荷がかかっているのが感じられるように。

10秒

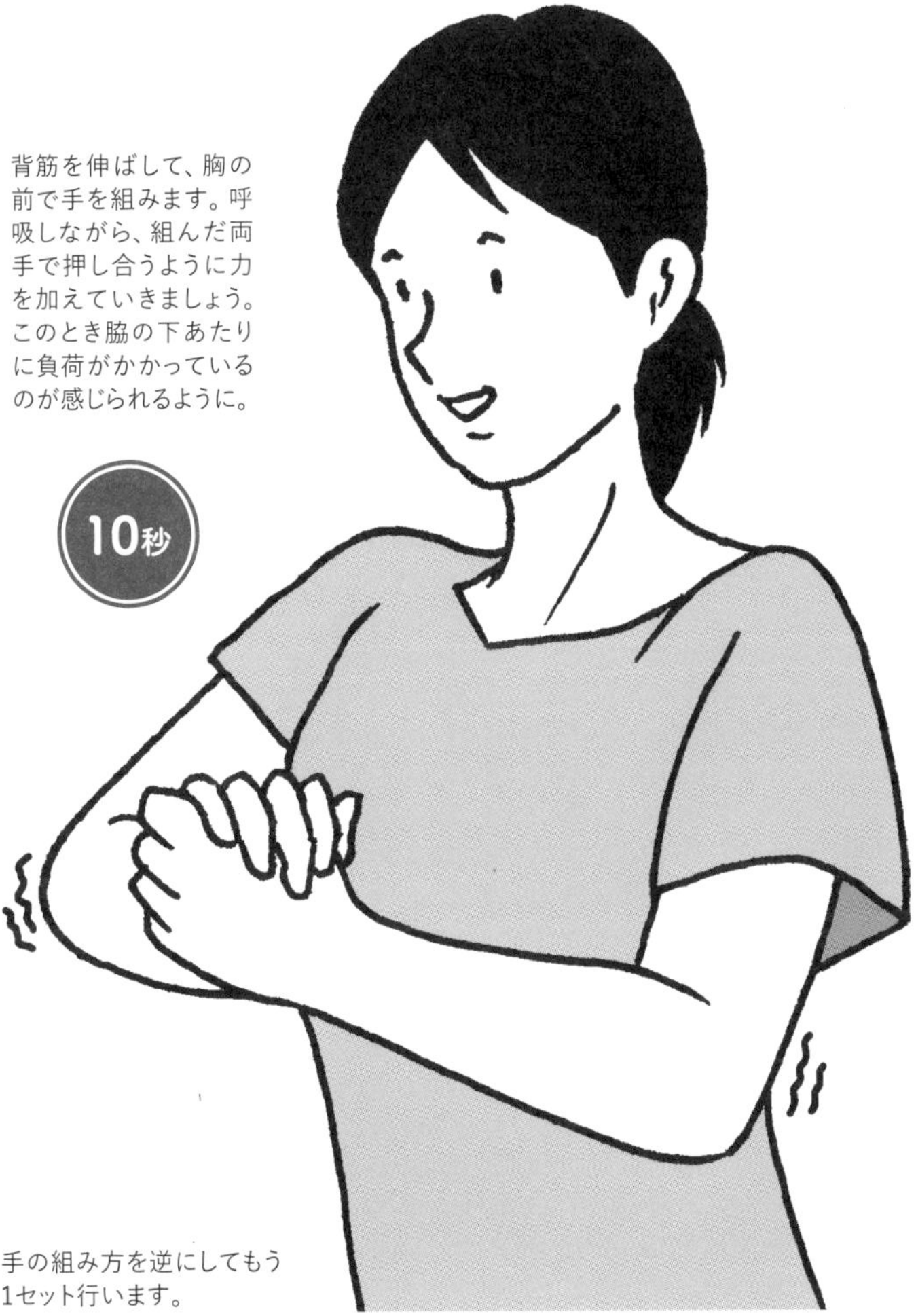

手の組み方を逆にしてもう1セット行います。

38

手首ほぐしの効果をもっと高めるメソッド③

手関節マッサージ

手根骨は、手首のあたりにある8つの骨（舟状骨《しゅうじょうこつ》、月状骨《げつじょうこつ》、三角骨、豆状骨《とうじょうこつ》、大菱形骨《だいりょうけいこつ》、小菱形骨、有頭骨《ゆうとうこつ》、有鈎骨《ゆうこうこつ》）が石垣のように複雑に組み合わさって、手根管のトンネルを形成しています。

屈曲・回内拘縮があると、手根骨のあたりにコリが発生するのですが、正中神経の圧迫があるだけに、**いいかげんにマッサージすると逆効果になることがあります**。

舟状骨と月状骨の間にあるくぼみを探してみてください。ここを指で刺激すると、血行がよくなり手首のコリが一時的に緩和されます。押すと気持ちいいところが目印です。

おすすめは、反対の手の親指でポイントを押さえ、そのまま手首を動かすマッサージ方法です。縦方向（背屈《はいくつ》・掌屈《しょうくつ》）、横方向（橈屈《とうくつ》・尺屈《しゃっくつ》）、内回しと外回しをそれぞれ3回ずつやってみましょう。

マッサージする位置（手の甲側）

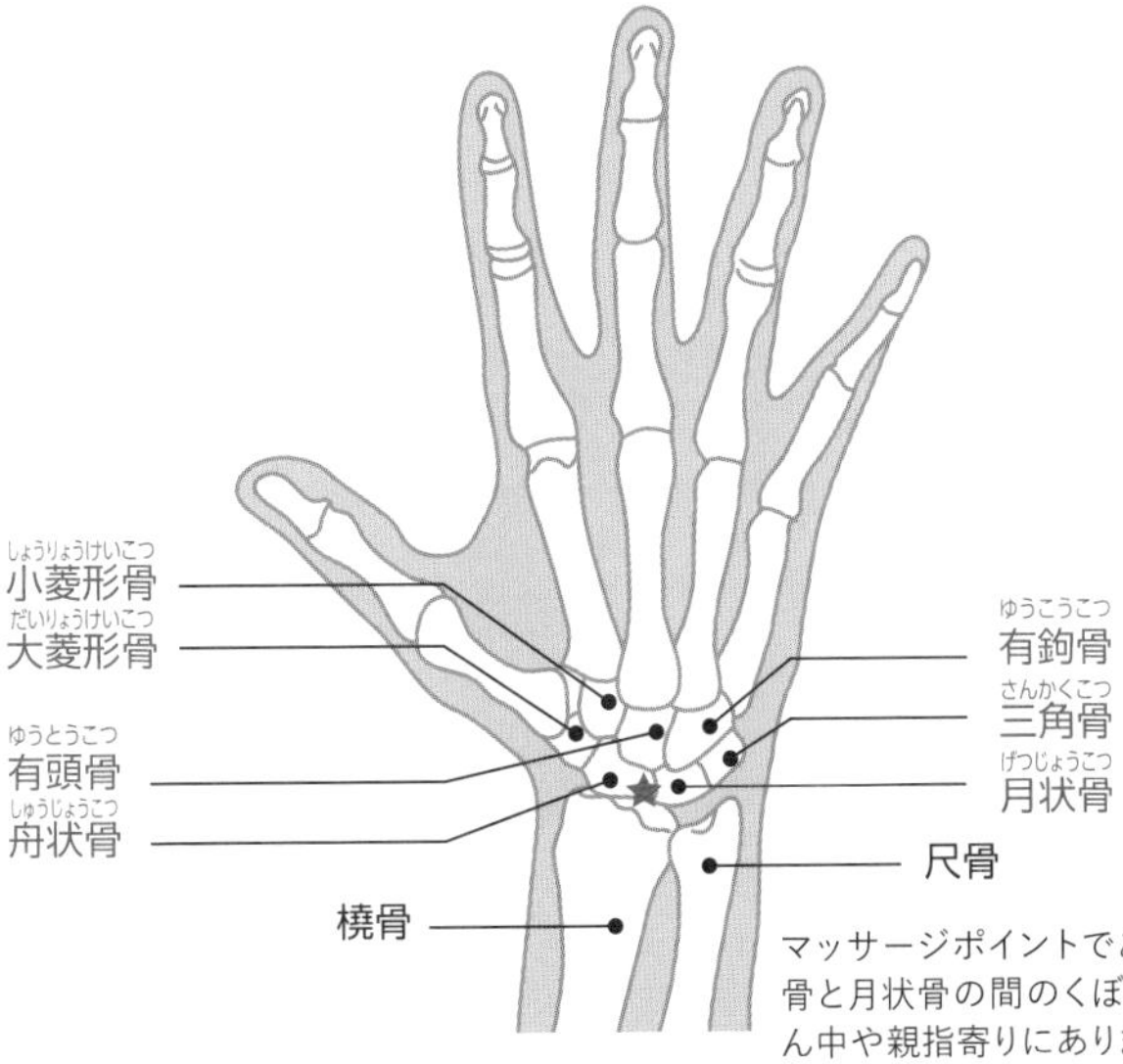

マッサージポイントである舟状骨と月状骨の間のくぼみは、真ん中や親指寄りにあります。

手首（手関節）の橈骨（前腕の親指側にある太く長い骨）の終端が臼状になっていて、そこに丸みを帯びた舟状骨と月状骨が接することでなめらかな動きができるようになっています。

手関節マッサージ

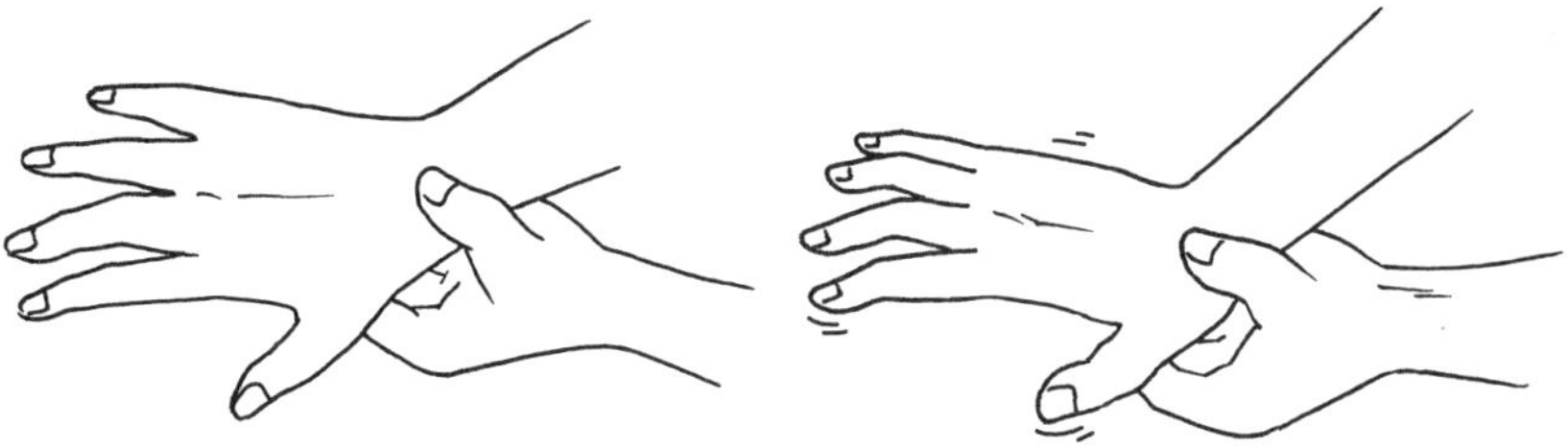

手首をあらゆる方向に動かしながらマッサージするとコリがほぐれて、手関節の動きがスムーズになります。

39

手首ほぐしの効果をもっと高めるメソッド④

豆状骨マッサージ

豆状骨は、手根骨を構成する8つの骨の中で、唯一、腱の中に形成される「種子骨」です。そこには手関節を動かす筋肉の尺側手根屈筋、屈筋支帯の終端、小指を動かすのに重要な筋肉である小指外転筋がそれぞれ付着しており、重要な役割を担っています。

手根管症候群がある場合、コリをほぐすためにマッサージをしようとすると、神経を圧迫してしまう恐れがありますが、手関節の小指側、端にある豆状骨は丸くでっぱっており、豆のような形なので探しやすいでしょう。**豆状骨の真ん中に反対の手の親指を置き、気持ちいいくらいの力加減でグリグリと10回押し回したら、逆方向にも10回転します**。やりすぎて悪いことはありませんが、力の入れすぎは禁物です。

豆状骨の近辺を刺激すると、屈筋支帯が付着している箇所も刺激されます。私は、拘縮の傾向がある場合、かなりの確率でいい影響があると考えています。

マッサージする位置(てのひら側)

豆状骨は、手関節の小指側の端にある、まさに豆のような形の骨です。位置や特徴的な形もあり、比較的見つけやすいと思います。

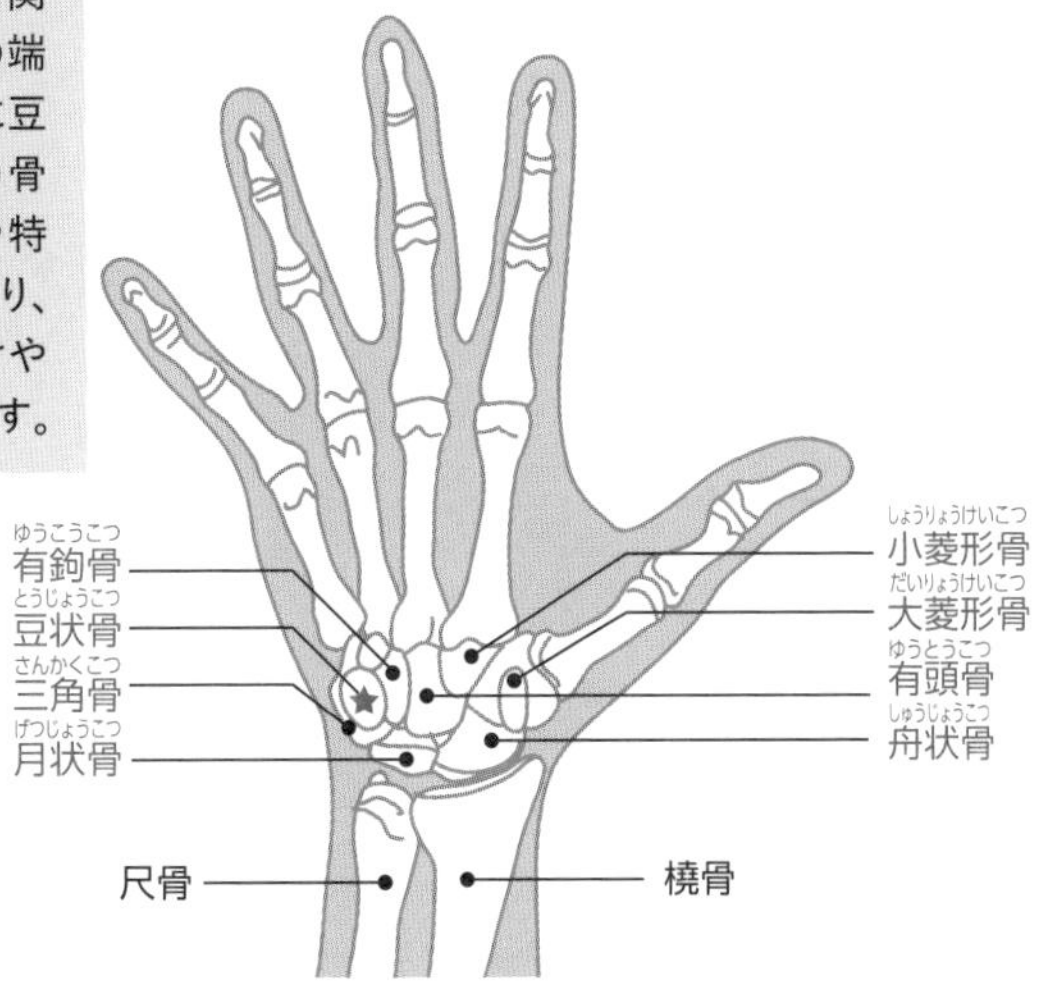
有鉤骨《ゆうこうこつ》
豆状骨《とうじょうこつ》
三角骨《さんかくこつ》
月状骨《げつじょうこつ》
小菱形骨《しょうりょうけいこつ》
大菱形骨《だいりょうけいこつ》
有頭骨《ゆうとうこつ》
舟状骨《しゅうじょうこつ》
尺骨
橈骨

豆状骨マッサージ

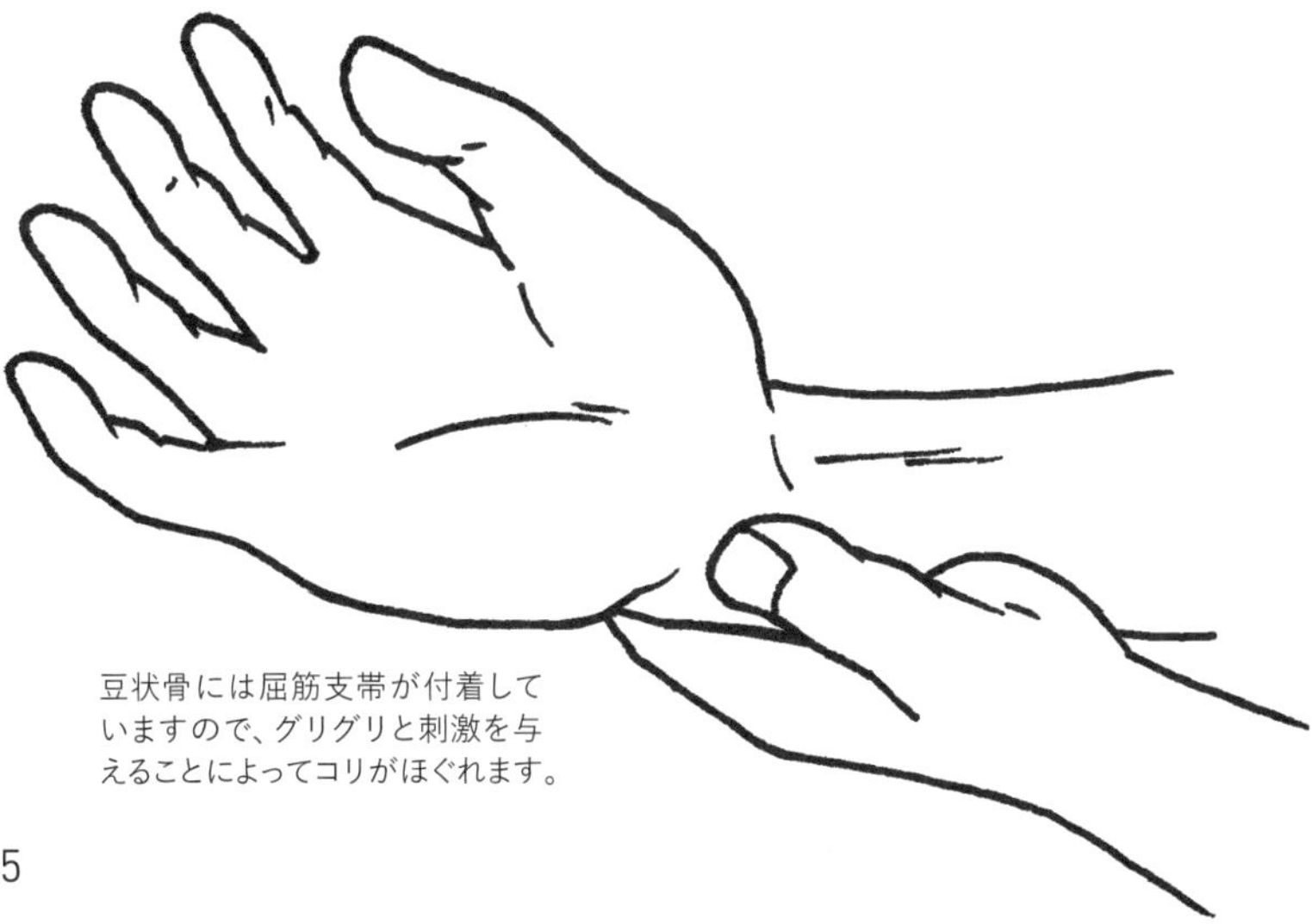

豆状骨には屈筋支帯が付着していますので、グリグリと刺激を与えることによってコリがほぐれます。

40 日常生活への手首ほぐし&サポーターの上手な取り入れ方

このあとのPart4では、実際に手首ほぐし・腕のストレッチによって首、肩の痛みやコリが改善できたという人たちの体験談を紹介しています。

取り組み直後から劇的に改善するケースは多く、「重症かな」と思った患者さんでも、本人のがんばりで、少しずつ効果が高くなっていったケースもあります。

いずれにせよ、ストレッチ開始から数日の間に、なんらかの変化を感じ、ストレッチを中心に、神経のダメージをとるために有効と思われることを複数取り入れています。そして、改善した状態が長続きするように、努力を継続している点が共通しています。

それは、手首ほぐしを中心にした生活改善という表現が当てはまるかもしれません。

寝ている間は、適切なサポーターで手首を固定して、「悪いクセ」が進まないようにしましょう。そして、9つのセルフストレッチ全部をやる時間はなくても、起きている間は

「前伸ばし（手首と指のストレッチSTEP3）」など簡単にできるものだけを習慣的にやりつづけることをおすすめします。

ただ、人によっては、「毎日必ずやらなくては」と心理的な負担を感じてしまい、できなかったときに残念に感じてしまうかもしれません。長丁場ですので、ゆっくりかまえていきましょう。大丈夫です。

手首ほぐしを習慣化するための意識づけとして大切なのは、**神経が受けているダメージを軽減する**ことです。「欠かさず行うことで悪化を防げる」と信じて実践してほしいと思います。

次に考えることは予防です。屈曲・回内拘縮にならない姿勢を心がけ、グッズやアイテムを使って工夫できるとよいでしょう。

ふだんから屈曲・回内の姿勢になりがちなものの、今はまだ症状がないという人にとっても、将来の首、肩の痛みを予防できますので、手首ほぐしや手首固定のサポーターは大いにおすすめです。

41 手首ほぐし&サポーターで症状が改善しても油断は禁物

手首ほぐしを中心に、首痛・肩痛の症状を改善させる取り組みが実ったら、次のステップではどのようなことを考えていったらよいのでしょう。

結論からいえば、「そこで安心しないでください」というのが私の本音です。

首や肩の痛みがとれたからといって、手根管症候群がよくなったわけではありません。

手根管症候群は更年期以降になると年々悪くなっていくため、注射や手術が必要となる患者さんは、かなり多く存在します。

できる限り、再発を避けるための対策が必要です。

痛みやコリの原因は手首にありました。手首には神経のダメージがありました。では、どうして神経のダメージが生まれてしまったのか、そこにさかのぼる必要があるのです。

過酷なデスクワーク、スポーツ、楽器演奏など……理由はさまざまです。

でも、手首ほぐし・腕のストレッチが過去の理由にまでさかのぼって、屈曲・回内に拘縮してしまった関節の可動域を回復できました。それにより、神経のダメージが解消し、痛かった首や肩が正常に戻ったのです。

加齢によって関節の組織が変化してしまうという要素もあります。時計の針を逆に進めることはできませんが、少しでも老化にあらがうために、手首ほぐしは有効です。

また、とくに女性に対していえるのは、「冷えは大敵」です。

因果関係がはっきりしているわけではありませんが、冬になると首や肩に痛みを覚える人は明らかに増えます。寒さのせいで血流が悪くなって、神経がダメージを受けることもあります。ストレッチと並行して、自分の体をチェックすることも忘れずにつづけてください。

首痛・肩痛に限らず、すべての病気は治ってからが本番です。生活の中に危険な要素があったのですから、その治った状態が一日でも長くつづくよう、できれば二度と同じ症状に苦しまないよう、予防の継続を検討していただければと思います。

42 神経ダメージの回復を助ける食生活のコツ

圧迫された状態がつづくと神経はダメージを受けます。手術で圧迫を解消しても、ダメージを受けた神経は1日1ミリ回復するのがやっと。食事でフォローしましょう。

神経がダメージから治っていく過程では、血行が促進され、代謝が活発である必要があります。体温は高めであったほうがいいので、体を冷やす食べ物はできるだけ避けたいところです。夏に冷たいものばかり摂取するのはよくありません。

栄養素で重視すべきは、体の原料となるたんぱく質です。肉、魚、卵、大豆、乳製品は積極的にとりましょう。

原料といえば、**オメガ3脂肪酸、DHA、EPAといった栄養素は、神経細胞に必要不可欠**です。切れた末梢神経などは、細胞レベルで損傷していなければ再生・伸長します。

DHA、EPAなどの脂肪酸は体内では生成できませんが摂取することは可能で、神経細

DHA・EPAを多く含む食材

	DHA	EPA
本マグロ（トロ）	2,877mg	1,288mg
マダイ（養殖）	1,830mg	1,085mg
ブリ（天然）	1,785mg	899mg
サバ	1,781mg	1,214mg
マイワシ	1,136mg	1,381mg
サンマ	1,398mg	844mg
カツオ	310mg	78mg

「体にいい」からと特定の栄養素ばかりとろうとするのも偏食です。ビタミンやミネラルは少量でも十分足りるので、幅広く食べることを優先しましょう。

出典：科学技術庁資材調査会議「日本食品脂溶性成分表」をもとに作成

胞を再生したり、保護したりする働きがあります。さらには神経の情報伝達をスムーズにします。くるみなどのナッツ類や魚の油などに含まれます。

肉、魚、卵、大豆、乳製品などに多く含まれるビタミンB_1・B_6・B_{12}などのビタミンB群は、神経細胞の機能をサポートする栄養素です。

食品添加物が少ないものを選んで食べることも重要です。たとえ基準値以内だとしても、人間に備わる健康維持機能にとって添加物はいいものではありません。

最後に、あたりまえの話ですが、食生活でもっとも重要なのは偏食しないことです。

43 手首ほぐしの効果を高めてくれるアイテム

長時間のデスクワークは、屈曲・回内拘縮の元凶です。でも、アイテムを利用した「ちょっとした工夫」で、ストレッチの効果を高めましょう。

まずはマウスに代わるポインティングデバイスとして、トラックボールがおすすめ。とくに手首が回内しないように角度を調整した**トラックボール**は、手首への負担を大きく軽減します。**キーボードスタンド**は、ノートパソコンやキーボードのポジションを変えて、手首にやさしい角度を実現します。

そしてオフィスでもテレワークの自宅でも売れている**スタンディングデスク**。ガス圧で昇降するので、座り姿勢と立ち姿勢を切り換えて使えます。そもそもデスクに座りっぱなしだから姿勢が固まってしまうのです。

こうしたアイテムを上手に使って、屈曲・回内拘縮を予防しましょう。

手首ほぐしの効果を高めるアイテム

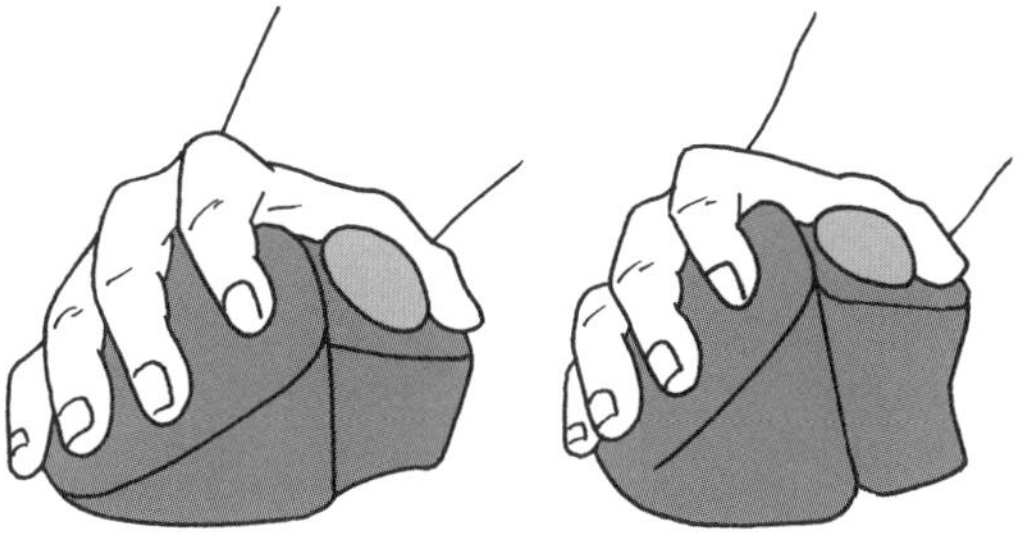

トラックボール

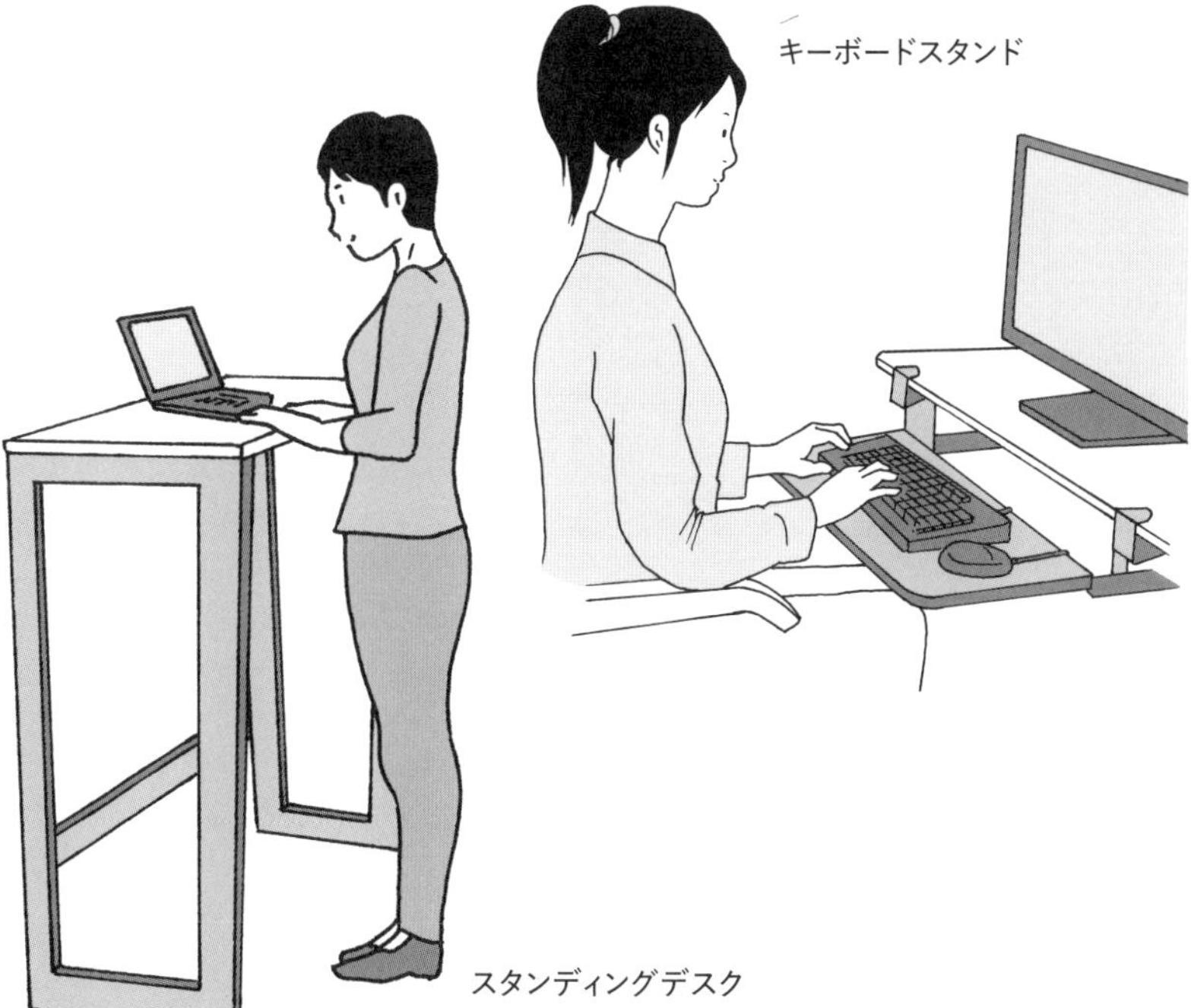

キーボードスタンド

スタンディングデスク

Part3

まとめ

- ▶ダーツは手首ほぐしの効果を高める。
- ▶スマートフォンを長時間片手で操作しない。
- ▶手関節や豆状骨の周辺をマッサージするとコリがほぐれる。
- ▶予防のために、寝ている間にサポーターを装着するのもOK。
- ▶症状の改善がみられても、手首ほぐしは継続する。
- ▶食べ物にも注意して、神経のダメージを回復させる。
- ▶ストレッチの効果を高める、助けるアイテムがある。

Part

4

患者さん実例集

しつこい首や肩の痛み・コリの手首ほぐし改善例

原因不明の首や肩の痛み・コリに悩む
患者さんの手首ほぐしなどによる回復の実例を
著者の治療記録からいくつか紹介します。

実例①

50代女性

手首ほぐしと腕のストレッチでコリが改善。湿布の使用頻度が減った

朝起きた瞬間から首や肩の痛みとコリを訴えていたこの女性は、日常生活でも、スマートフォンやパソコンを使うときにだるさや痛みを感じていました。ペットボトルのキャップが開けづらいなど、指先の細かな動きにも支障をきたしていました。

首や肩の痛みとコリは、市販の湿布や痛み止めなどで対処していたようですが、指先にしびれが現れたことで、「これはもうだめだ」と思い、私の診療を受けることになりました。

親指から中指の指先に生じるしびれは、手根管症候群の代表的な遠位症状です。起床時に生じる痛み（夜間痛）も代表的な症状です。

さらに、首や肩の痛みとコリは加齢からくるものではなく、手根管症候群の近位症状であると説明すると、意外な場所に原因があったようで、驚いていました。

本書で紹介した手首ほぐしのうち、とくに中指トレ（84ページ参照）と、指反らし（82ページ参照）を、毎日数分ずつつづけてくださいと伝えました。また、夜間や朝の症状が強いときは、寝る前と、起きた後にもしっかり行うように指導しました。

現在、肩こりや腕のだるさは改善し、つまんだりひねったりといった細かな動きもできるようになっています。

実例②

40代 女性

もしかして手根管症候群？ 手首ほぐしは継続が必須

私が手首ほぐしの指導をしている様子を見ていた女性の看護師さんは「自分も同じ症状では？」と思って受診されました。数年前から肩こり、右手首の硬さ、手指のしびれ、握りにくさを感じていたそうです。とくに右手首は加齢のせいだと思って、あきらめており、主に肩や腕のマッサージに通っていた程度でした。

この看護師さんの手をチェックしてみると、手根管症候群だとすぐにわかりました。ためしに手首を十数秒押してみると、肩から腕にかけてしびれるような痛みが再現されたのです。

重症ではなかったので、手首ほぐしをすすめました。効果は顕著で、肩こりはすぐ楽になったそうですが、治ったと思ってやめてしまうと、ふたたび症状が出ました。

手首ほぐしを継続するようになった今は、マッサージにはあまり行かなくなりました。おっくうになっていた食器洗いや掃除機かけがしやすくなったと喜んでいます。

このように、肩こりや手指のしびれなどをマッサージでごまかしている人はたくさんいると思います。原因が手根管症候群であると気づかなければ、症状の改善にはつながりません。まずは、自分で痛みの原因に気づくことが重要なのです。

実例③

50代男性

ゴルフのしすぎで痛みが現れるも中指トレで劇的に改善

ゴルフが大好きなこの男性は、練習によって手首や肘に負担がかかり、肩こりのような症状のほか、左の前腕や肘の痛みが強く現れていました。

ある病院では、レントゲンに異常がなく、ゴルフをいったん休むよう言われました。やめると痛みはそれほど感じませんでしたが、治ったと思って練習を再開すると、すぐに強い痛みが生じてしまいました。

これはゴルフ肘の症状ですが、時間が経っても治らず、逆に悪化し、ものをつかむのも難しくなりました。歯を磨いたり、ヒゲをそったりするのも苦労していました。

私が手指を見ると、おそらくゴルフクラブの握りすぎで、複数の手指が腱鞘炎になっていました。関連して手根管症候群も疑われたことから、手指をしっかりと伸ばす、平らな台の上で指が浮かないように横に動かす、中指トレ（84ページ参照）などを行ったところ、肘の外側の痛みは半減しました。

その後、日常生活の中だけでなく、ゴルフの練習前後に手指のストレッチを継続していくと、以前よりも疲れにくくなり、腕と肩が軽くなったとのことです。ストレッチを行うことで、それまで気づかなかった肩こりがわかることもあるようです。

実例④

40代女性

頸椎症と診断されるがじつは原因は手根管症候群だった

事務員として働く女性は、手指のしびれや右肩の重さ・だるさが現れたため、整形外科を受診しました。レントゲンの結果、ストレートネック（頸椎症）と言われ、頸椎カラー（首を固定する装具）を着けるように言われました。

その後も症状が改善しなかったことから、私の診察を受けることになりました。薬指の親指側と小指側で感覚が分かれていたことから、手根管症候群であることがわかりました。

手首を酷使するためか、よく見ると中指の付け根はうっすらと腫れて、押すと痛みもありました。手首ほぐしのうち、とくに指反らし（82ページ参照）と、指開閉（83ページ参照）を行ってもらいました。さらに、夜間から明け方の症状（夜間痛）もあったことから、手首を固定する装具を着用するようにすすめました。

その結果、重さやだるさを感じていた肩は軽くなり、手指のしびれも改善したそうです。手荒れもひどかったのですが、装具のおかげでよくなりました。不快感がなくなり、仕事に集中できるようになったと喜んでいます。

頚椎症と手根管症候群は症状がよく似ています。整形外科で首を治療して改善しない場合、手の外科を受診してみましょう。

実例⑤

60代
男性

左肩は手術で痛みとしびれ改善。右肩は腕のストレッチでコリ解消

教師をしているこの男性は、長年肩こりに悩まされていました。1年ほど前からは左肩と左腕に焼けるような痛みに加え、しびれが強く出るようになりました。腕を上げようとすると、痛みとしびれで力が入らず、服の着脱がつらくなってしまいました。

接骨院での電気治療やマッサージのほか、整形外科で痛み止めの注射を打つ、湿布をするなど、さまざまな手をつくしても改善はみられなかったそうです。

痛みの原因を調べてみると、やはり左の手首や腕の靱帯が腫れており、そのせいで正中神経が圧迫されていました。手根管症候群と肘部管症候群を併発し、神経ブロック注射も効果が長くつづかないため、手首と肘の手術をしました。

術後2日で痛みやしびれがなくなり、現在は、週に1回のペースでリハビリをしながら、手首ほぐしを行っています。靱帯の腫れは気にならない程度まで回復しています。

この男性は、右にも軽度の手根管症候群があり、肩のコリが現れていました。授業で黒板に向かう際には、下伸ばし（80ページ参照）を一瞬だけ行い、文字を書き終わると意識して各指を横に広げるようにしています。現在、左右ともに経過は良好です。

実例⑥

40代男性

神経ブロック注射と手首ほぐしで子どもの抱っこが楽になった

マッサージなどを仕事にしているこの男性は、数年間、手指や上腕外側の痛みを感じていました。ただ、手首を診てもらったり、特別な治療を受けたりはしなかったそうです。

話を聞いたところ、重いものを持ったり力を入れたりすると、腕の外側に痛みや重たい感覚があるとのことでした。仕事柄、手首をかなり酷使しているのは明らかで、すべての手指で感覚の低下がみられました。親指と人差し指はとくに思わしくなく、実際に超音波でチェックすると、神経と腱の通る道が硬く、せまくなっていました。

手根管症候群と肘部管症候群が進行しており、このまま放置していると痛みやしびれが常時現れ、仕事や日常生活に支障をきたすおそれがありました。

そのため私は、ストレッチでほぐすよりも、まず神経ブロック注射で神経と腱の通り道を広げることにしました。これで症状は大幅に緩和し、以後は、効果がつづくよう指開閉（83ページ参照）を毎日行っています。つづけることで、痛みがぶり返すこともなく、子どもを抱っこするのも楽になりました。

手首ほぐしは有効ですが、症状によっては手根管症候群の治療を優先したほうがよい場合があります。

ここが知りたい
Q&A

ここまで、手首が原因の首痛・肩痛のしくみや、屈曲・回内拘縮が手根管症候群を引き起こすメカニズム、セルフストレッチによって首や肩の痛みをとる方法、さらには生活習慣の改善方法や、実際の患者さんたちの生の声など、いろいろな角度から紹介してきました。

最後になりますが、よくある患者さんからの質問に答える形で、ここまでの内容を補足したいと思います。みなさんの痛みの改善や、不安の解消に役立つことを願っています。

Q 手首をほぐしても痛みが改善しません。いつかはよくなるのでしょうか?

A 整形外科(できれば手外科)の受診をおすすめします。

手首ほぐし・腕のストレッチで改善しないとき、考えられることがいくつかあります。

たとえば、正中神経だけでなく、尺骨神経や橈骨神経にもダメージがあるパラレルクラッシュシンドロームによって、セルフストレッチが効かないくらい重症化しているのかもしれません。あるいは、手根管症候群と、ばね指などの腱鞘炎が合併していて痛みが強くなっているのかもしれません。

まずは整形外科、できれば手外科の医師に診断してもらうことをおすすめします。

Q 朝起きたときだけ首が痛いです。すぐに手首ほぐしをすればよいですか？

A まずはセルフストレッチのフルコースをお試しください。

朝、首が痛いと一般的には枕が悪かったとか、寝相が悪かったとか「寝違え」という言葉を思い浮かべるかもしれません。

ただ、何度もくり返すのであれば、私なら手根管症候群を疑います。手根管症候群の症状（手や指のしびれ、首や肩の痛み・こわばり）は、夜半から明け方に出やすい（夜間痛）ことが知られています。寝ている間に体温が低下することが関係していると考えられています。

したがって、寝る前に手首ほぐし・腕のストレッチをすべてやるのが有効です。

それでも頻発するときは、寝ている間に手首を曲げている可能性があるので、サポーターの装着を試してみる価値があります。

Q 首や肩の痛みはありませんが、コリがひどいです。手根管症候群でしょうか？

A その可能性は十分考えられます。まずはセルフチェックから。

私はよく確率論で考えますが、「ひどい肩こり」と患者さんが訴えたとき、手根管に問題があるケースはとても多いです。

まずは本書10ページ以降で紹介するセルフチェックをやってみて、当てはまるものがあるようなら、少なくとも「手首にも」問題があるといえるでしょう。

ちなみに「痛み」と「ひどいコリ」は、本人の感覚としては違うのかもしれませんが、明確な線引きは難しく、微妙な違いではないかと思います。

Q 首や肩の痛みは、どんな病院・医師に診てもらえばよいでしょうか？

A 基本的には整形外科です。手の外科を選択するのもいいでしょう。

先にも触れましたが、くも膜下出血や心臓病など重篤な病気でも首や肩に痛みが出ることがあるのは頭に入れておきましょう。毎年の健康診断で、成人病のリスクを指摘されている人は、第一に「怖い病気」を想定して、脳外科や循環器内科などを受診しましょう。

それ以外であれば、整形外科を受診してください。整形外科では、頚椎症など重大な病気を疑い、首や肩の画像検査を行うでしょう。これも重要なことです。

そして多くの場合、結果として確たる原因が発見されないかもしれません。もし、あなたがセルフチェック（10ページ以降参照）の結果、手根管症候群に該当する可能性が高いと感じたのであれば、あらかじめ医師に「手根管症候群ではないかと疑っている」と伝えることで、違う状況になるかもしれません。

それでも手と首の関係を重視する医師は少ないので、取り合ってもらえないようであれば、手の外科の医師を受診しましょう。

もちろん、はじめから手の外科の医師を受診するのもいいと思います。

Q 医師にはどのように痛みを伝えればよいでしょうか？

A 痛みの情報は難しい。いつ、何をしたときに痛かったか。どれくらいつづいたかを伝えましょう。

私は日々、多くの人の痛みと向き合っているのですが、これはとても難しい質問です。究極的には、痛みは本人にしかわからず、他人が感じる痛みを正確に知ることはできません。哲学者アリストテレスが残した「痛みは情動（感情）」という言葉もそれを表したものだと思います。

医師に痛みを伝える際にコツがあるとするなら、いつ（今日か昨日かもっと前か、朝か昼か夜か）、何をしているときに痛みを感じたか、その痛みはどれくらいつづいて、何をしたら治まったかを伝えることです。そういった情報があると、医師にとって大きなヒントになります。

Q 体の冷えは大敵とのことですが、四六時中温めていてよいでしょうか？

A やりすぎは悪影響があります。

痛い部分を四六時中温めつづけるなど、極端すぎることはおすすめしません。たしかに体を冷やしすぎるのはよくないのですが、だからといって暑いときや、運動したあとでも体を温めてしまうのは危険です。それほど意識せず、ふつうに、ほどほどにしているのが一番だと私は思います。

私たちが意識しなくても、自律神経が働き、体の恒常性は保たれています。痛いときは動かさない、冷えそうなときは温める、熱を持ったら冷やすというように適切に対処することが大切です。

Q 手首ほぐしと併用して、痛み止めの薬を飲んでもいい? 湿布薬は貼ってもいい?

A 痛み止めを飲んでもいいが効かない。湿布薬もいいが、大事なのは状態を確認すること。

市販の痛み止めのほとんどに、アセトアミノフェンという成分が入っています。これは筋肉関係の痛みにはよく効きますが、神経痛には効きません。なので「市販の痛み止めが効かなかった」という情報から神経痛だとわかります。

整形外科（できれば手外科）かペインクリニックを受診し、手関節での神経ブロック注射を打ってもらうのをおすすめします。

首の痛みに湿布薬を貼るのは問題ありません。筋肉にこわばりがあれば、血行促進によって気持ちいいかもしれません。対症療法ですので、症状が治るわけではありません。

Q 手術をするかどうかで悩んでいます。どのくらい変わるのでしょうか？

A けっこうよくなります。

まず、手関節での神経ブロック注射を試してみるといいでしょう。手術によってどれくらい効果があるかを、あらかじめ体験することができます。

手根管症候群の手術は、屈筋支帯に切り込みを入れて圧力を取り除くもので、とても効果のある手術です。多くの医療機関で実施しています。

最近の傾向として小さく切開する「低侵襲」が流行していて、手根管症候群の手術も切開の小ささを競っている風があります。ところが低侵襲の手術では、手指のしびれは改善しても、首や肩の症状は治りにくいケースが多いのです。

私は、どうせ手術をするのであれば、大きく切開することで神経の周辺をきれいに掃除して、ダメージからより早く回復し、再発しないようにしたほうがいいと考えます。

腕が上がらず、首も動かない。少しのことで叫ぶほど痛みを感じる。そんな患者さんも手術によってふつうの生活を取り戻しています。検討の価値は十分あると思います。

おわりに

最後まで読んでいただき、ありがとうございました。あなたが求めていた答えは、この本の中にあったでしょうか。

本書で何度も説明してきたように、私が提唱している「手首が原因の首、肩の痛み・コリ」は、まだ多くの医師に知られていないのが現状です。その状況を打破するために、日々研究・発表に努め、本という形で知っていただけるよう心を込めて執筆しました。

首痛・肩痛はなかなか一筋縄にはいかない症状なので、今回紹介していない、原因のわかる疾患である可能性は否定できません。不調がつらいときは、まず手外科を受診されることを強くおすすめします。痛みや症状を、医師に伝えてください。医師は多くの症例を知っており、一緒に治療方法を考えてくれることでしょう。

手術療法という手もあります。ご自分の考えだけで、絶望を感じてしまう必要はないのです。

本書が、多くのしつこい首痛・肩痛に悩む患者さんの手に渡ることを願います。また多くの医師の目にも触れ、「手首が原因の首や肩の痛み・コリがある」という私の研究成果が、広く知られることを願っています。

2023年10月　萩原祐介

参考文献・ウェブサイト

「内在筋に着目した中指橈側尺側外転訓練」我妻朋美 他、日本医科大学医学会雑誌 2018年

"Idiopathic" Shoulder Pain and Dysfunction from Carpal Tunnel Syndrome and Cubital Tunnel Syndrome. Y.Hagiwara et. al. Plastic and Reconstructive Surgery-Global Open 2022年

日本整形外科学会　https://www.joa.or.jp/

日本手外科学会　https://www.jssh.or.jp/

アメリカ手外科学会　https://www.assh.org/

『Carpal Tunnel Syndrome and Other Disorders of the Median Nerve』リチャード・B・ローゼンバウム著（Butterworth-Heinemann社）

「疼痛の原因として関節不安定性が疑われる母指CM関節症に対する新しい靭帯再建術」　萩原 祐介 他、日本手外科学会雑誌 2020年

著者 萩原祐介（はぎわら ゆうすけ）

医学博士。東邦鎌谷病院医師（整形外科・手外科・末梢神経外科）。東京大学特任研究員、電気通信大学客員准教授。山梨医科大学（現山梨大学）医学部卒業、日本医科大学大学院修了。医師を対象としたセミナーを多く行う。全国各地から難治性疼痛の患者が受診し、遠方病院での手術も招かれ行う。的確な診断に基づく回復（神経ブロック）・防御（リハビリ）・攻撃（手術）を使い分ける治療で「末梢神経のパラディン（騎士）」と呼ばれる。著書に『しつこい坐骨神経痛　腰痛は足首テーピングでよくなる』（小社）がある。

STAFF

編集・構成・DTP／造事務所
ブックデザイン／金井久幸（TwoThree）
本文イラスト／榎本タイキ
図版／原田弘和
校正／ディクション株式会社
執筆協力／菅野徹

本書の内容に関するお問い合わせは、お手紙かメール（jitsuyou@kawade.co.jp）にて承ります。恐縮ですが、お電話でのお問い合わせはご遠慮くださいますようお願いいたします。

しつこい首・肩の痛み・コリは手首ほぐしでよくなる

2023年10月20日　初版印刷
2023年10月30日　初版発行

著者　萩原祐介
発行者　小野寺優
発行所　株式会社河出書房新社
〒151-0051　東京都渋谷区千駄ヶ谷2-32-2
電話　03-3404-1201（営業）03-3404-8611（編集）
https://www.kawade.co.jp/

印刷・製本　三松堂株式会社

Printed in Japan
ISBN978-4-309-29347-9
